Bartrow

Blackroll für den Rücken

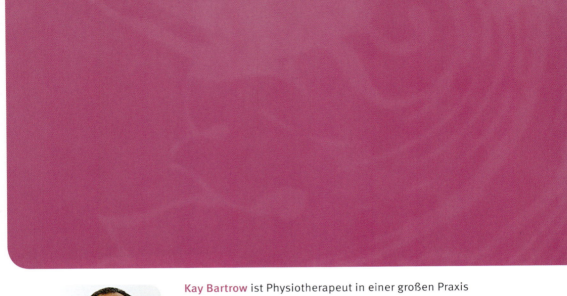

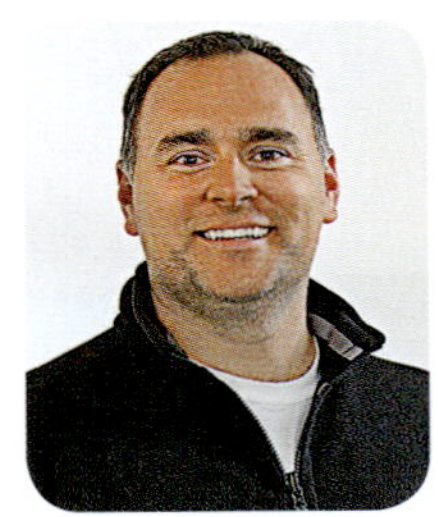

Kay Bartrow ist Physiotherapeut in einer großen Praxis in Balingen. Seit 2002 ist er Lehrbeauftragter für Physiotherapie und gibt Fortbildungskurse für examinierte Physiotherapeuten. Seine Erfolgstitel bei TRIAS haben schon vielen Betroffenen geholfen, eigenverantwortlich gegen Rückenschmerz, Nackenschmerz und Co. vorzugehen.
In seinem Bestseller »Blackroll« finden sich viele Übungen zur Faszienentspannung für den ganzen Körper. Doch auch für das gezielte Training typischer Problembereiche kann die Blackroll eingesetzt werden. Kay Bartrow weiß: »Gerade Rückenschmerzen können zu einer richtigen Belastung werden. Aber mit der Blackroll können Sie gezielt Verspannungen und Schmerzen am Rücken wegrollen.«

Kay Bartrow

Blackroll für den Rücken

Faszientraining gegen Rückenbeschwerden

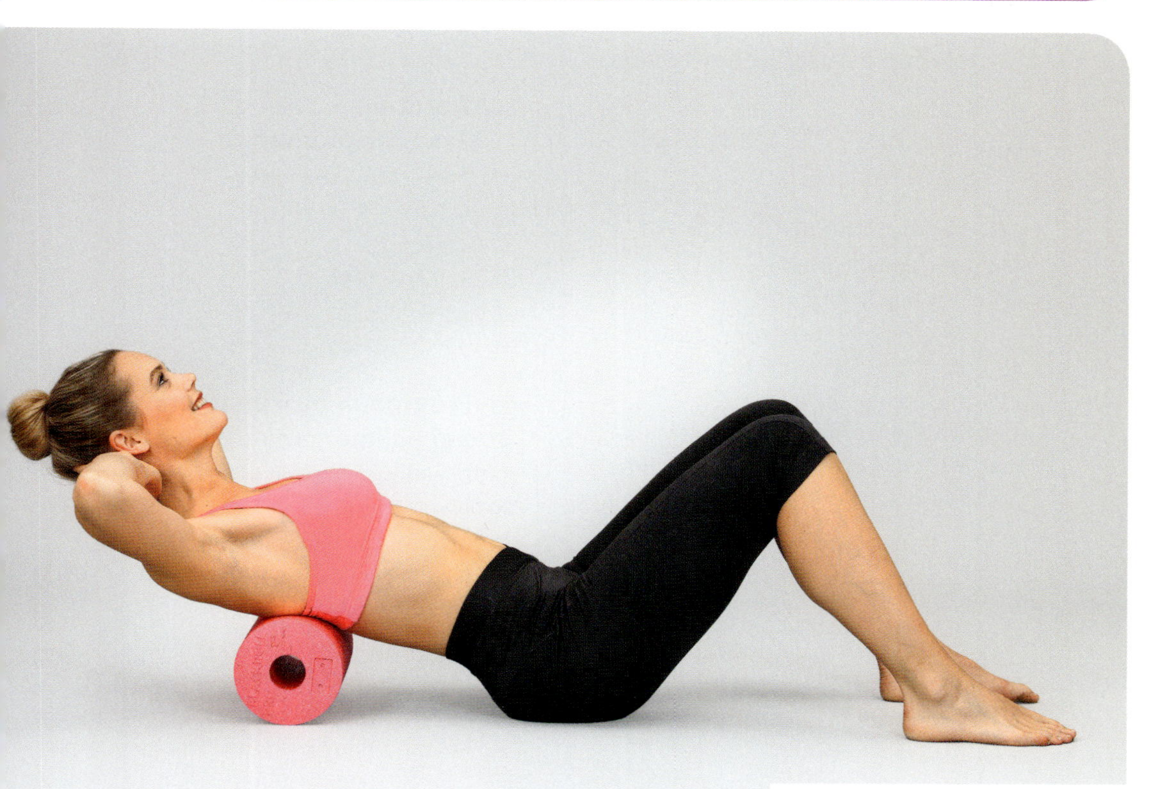

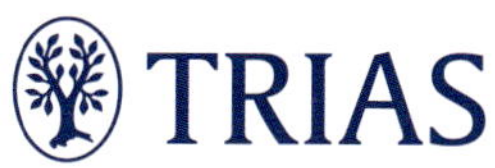

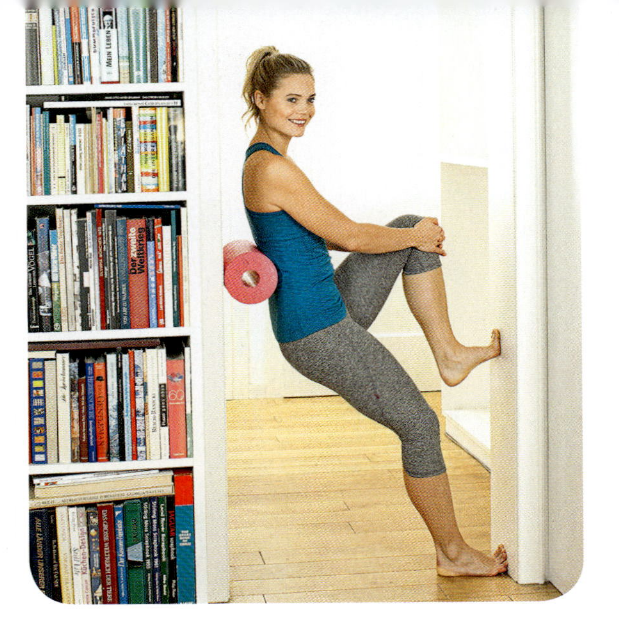

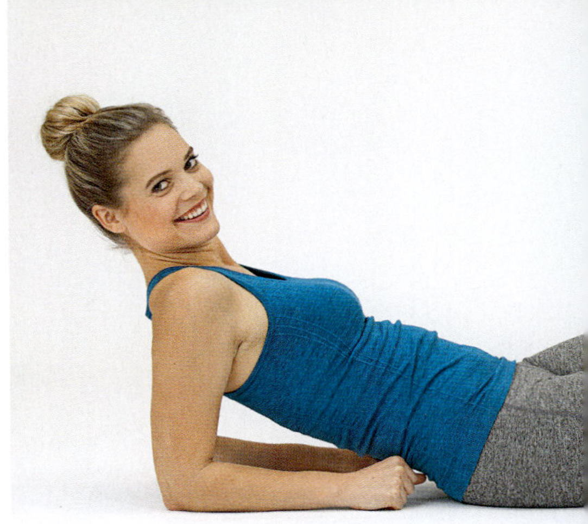

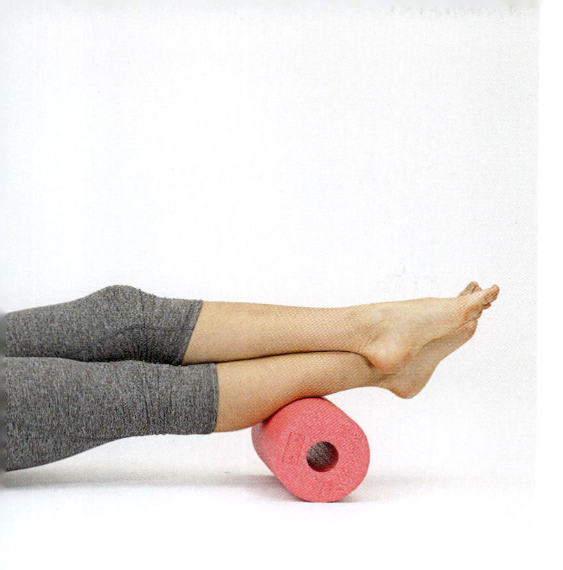

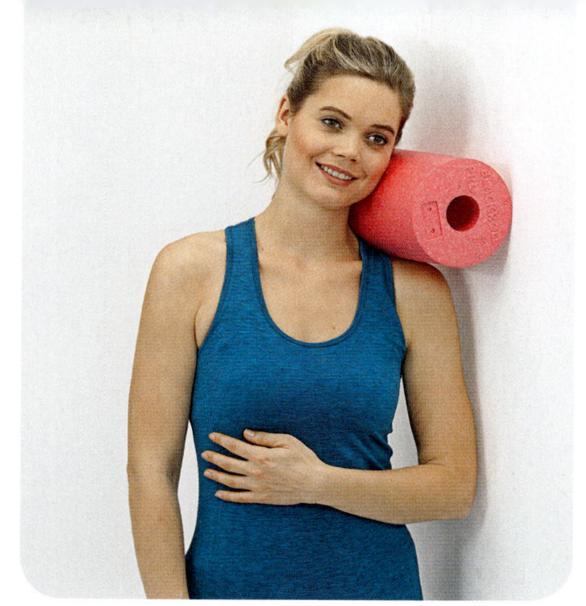

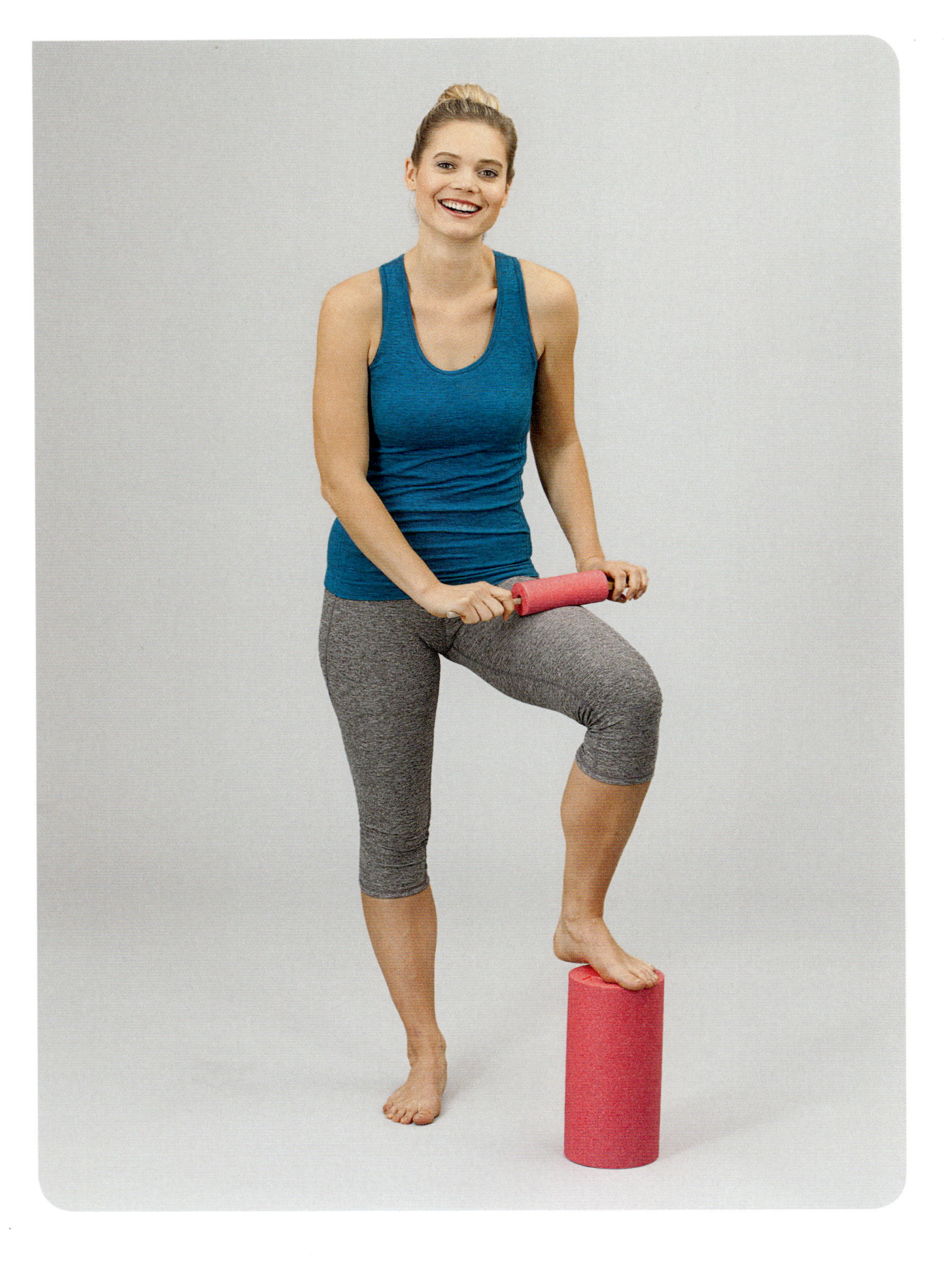

Liebe Leserin, lieber Leser

In meiner Arbeit als Physiotherapeut werde ich täglich angeregt, neue und vor allem effektive Übungen zu erstellen. Regelmäßig werde ich nach Übungen gegen das allseits bekannte Ziehen im Rücken gefragt. Dabei gibt es das eine »Allheilmittel« gegen Rückenschmerzen eigentlich nicht wirklich. Aber es gibt unendlich viele Übungsvarianten, die bei zahlreichen Beschwerden Erfolg versprechend sind und mitunter auch im sportlichen Training gut zur Leistungssteigerung beitragen. Auch in diesem Zusammenhang komme ich gerne auf die Blackroll zurück, denn: Der Einfluss des Fasziensystems auf die Leistungsfähigkeit des menschlichen Körpers ist immer wieder verblüffend.

Das (Faszien-)Training mit der Blackroll macht nicht nur enorm viel Spaß, es trägt auch sehr schnell zu Fortschritten in vielen körperlichen Bereichen bei. Dies gilt gerade auch in der vielfältigen Welt der Rückengesundheit. Kaum ein anderes Trainingsgerät wirkt effektiver auf die Aktivierung der Rezeptoren in unserem Fasziensystem. Alle in diesem Buch vorgestellten Übungen sind in der Therapie und im Training erprobt und haben bereits beachtliche Anpassungen bei Trainierenden ausgelöst. Sie alle verfolgen ein gemeinsames Ziel: das Wohlbefinden Ihres Rückens zu optimieren. Das heißt konkret, Beschwerden am Rücken zu reduzieren und ihn leistungsfähiger zu machen. Lernen Sie das Rückentraining mit der Blackroll von einer neuen Seite kennen und eröffnen Sie sich damit neue Möglichkeiten. In diesem Sinne wünsche ich Ihnen viel Spaß bei der Erkundung neuer Blackroll-Übungen und ein intensives, wohltuendes Training.

Sportliche und gesunde Grüße
Kay Bartrow
Balingen, Februar 2016

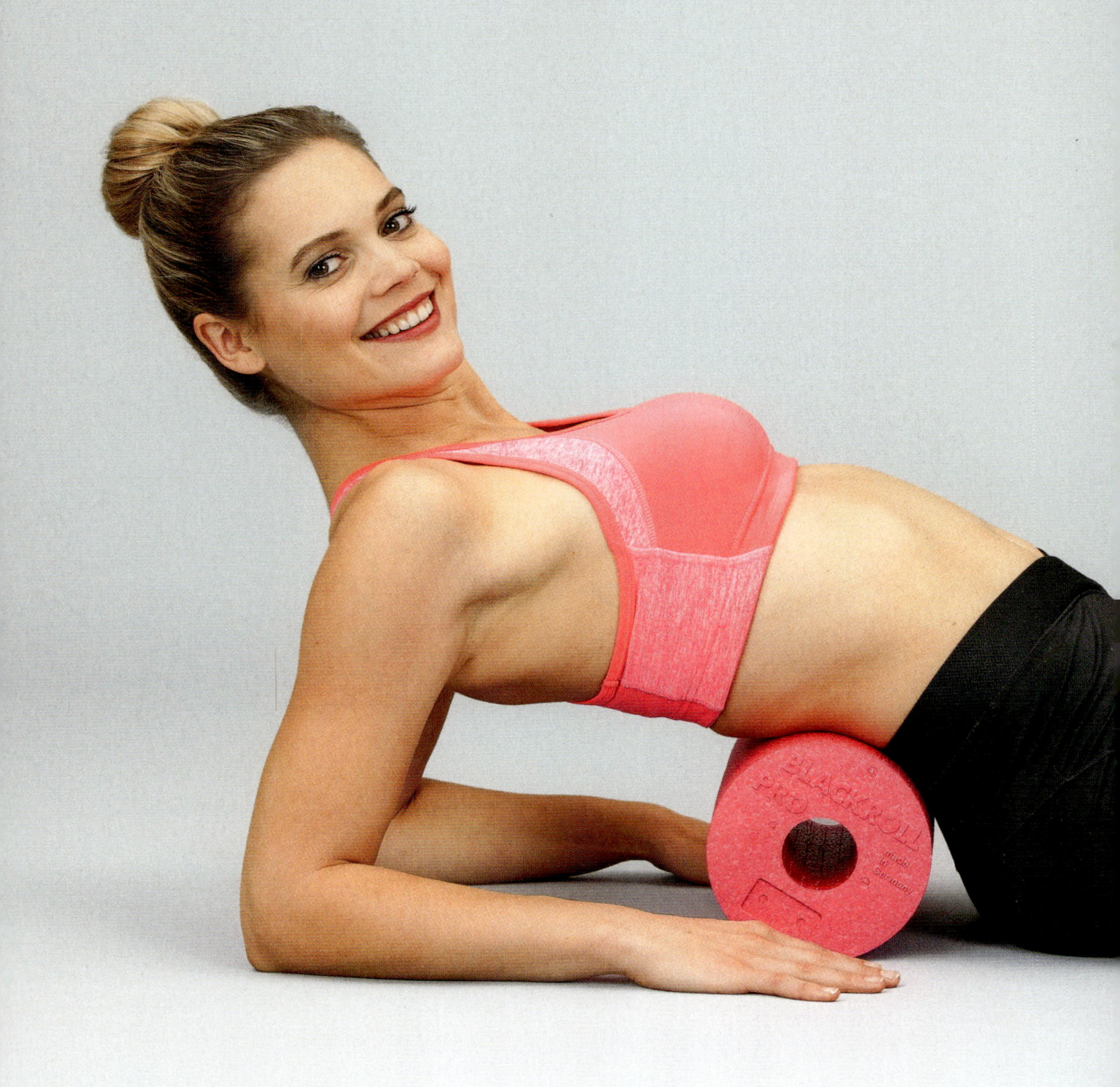
BLACKROLL
PRO

Faszien – das Netzwerk für Mobilität

Elastisch bleiben – das wünschen sich viele. Wenn Sie für Ihre Beweglichkeit etwas tun möchten, ist das Faszientraining ein guter Weg. Lesen Sie, warum das so ist.

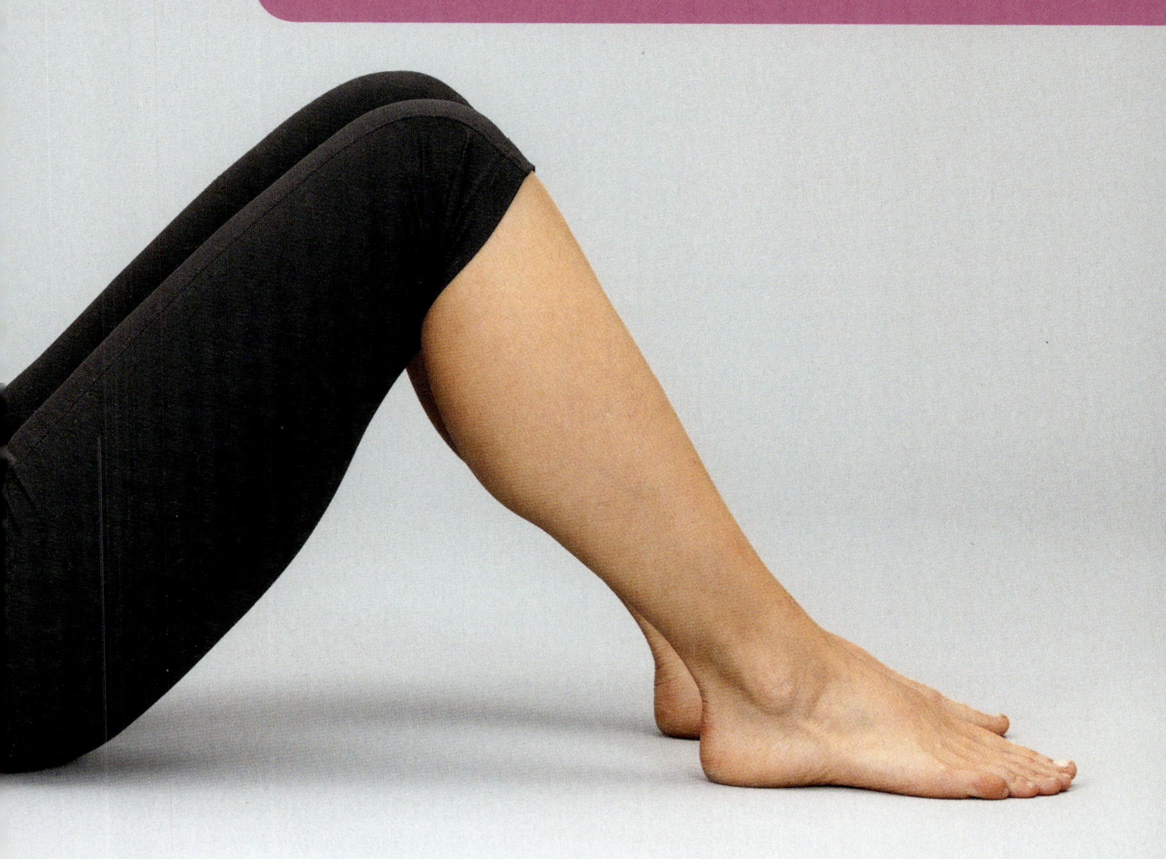

Ein System stellt sich vor

Zarte Häutchen mit viel Kraft, das sind Faszien. Diese Strukturen durchziehen den Körper wie Ketten. Alles hängt miteinander zusammen. Lesen Sie, wie das funktioniert.

Der größte Teil (80 Prozent) aller Rückenschmerzen in Deutschland sind »unspezifische« Rückenschmerzen. Das bedeutet, es gibt keinen klaren Auslöser oder keine erkennbare Ursache für die Schmerzen – trotz aller Untersuchungen. 20 Prozent aller Rückenschmerzen sind jedoch »spezifisch«, sie haben ernsthafte Ursachen (von Knochenbrüchen über Muskelrisse bis hin zu Bandscheibenvorfällen oder gar Krebserkrankungen). Und diese Ursachen sollten Sie in jedem Fall abklären lassen.

Gleichwohl: Nicht jedes kleine Ziepen muss Sie unbedingt sofort zum Arzt führen. Aber es gibt sichere Anzeichen dafür, wann es sinnvoll ist, einen Arzt zu konsultieren – das trägt zu Ihrer eigenen Sicherheit bei. Gründe für einen Arztbesuch sind etwa: Rückenschmerzen auf einem sehr hohen Schmerzniveau (der Schmerz ist für Sie unerträglich), ausstrahlende Schmerzen in die Beine mit Taubheitsgefühl oder starke Schmerzen an mehreren Körperstellen. Auch wenn Ihre Schmerzen mehrere Tage (mehr als sieben Tage) konstant auf dem gleichen, hohen Niveau bleiben oder auch wenn sie Ihnen einfach Angst machen, dann sollten Sie unbedingt einen Termin bei ihrem Arzt vereinbaren.

Haben Sie es hingegen mit bekannten, nicht sehr starken Rückenschmerzen zu tun (den Schmerz können Sie recht gut ertragen) oder können Sie einen direkten und relativ harmlosen Auslöser (z. B. vier Stunden Gartenarbeit, Malerarbeiten im Haus, eine intensivere sportliche Aktivität) für die Rückenschmerzen verantwortlich machen, dann können Sie Ihre Beschwerden in eigener Regie anpacken. Denn: Bei unspezifischen Rückenschmer-

zen sind die Faszien eine nicht zu unterschätzende Größe und tragen vielfältig zu den Beschwerden bei.

Wer sind die Faszien?

Faszien stützen, formen und gestalten – damit geben sie unserem Körper die äußere Erscheinung und die individuelle Gestalt. Sie halten Muskeln, Nerven und innere Organe an Ort und Stelle. Sie umhüllen sämtliche Strukturen im Körper und sind eigentlich sehr beweglich. Die Erkenntnis, dass unser Körper seine Formen unter anderem den Faszien verdankt, ist nicht wirklich neu. Wohl aber, dass diese Faszien auch für einen Großteil unseres Schmerzerlebens, insbesondere für Rückenschmerzen, verantwortlich sind. Wissenschaftlich belegt ist mittlerweile, dass unser Fasziensystem einen sehr großen Anteil an der Kraftübertragung bei Bewegungen jeder Art hat und in sehr hohem Maß an der allgemeinen Beweglichkeit unseres Körpers und all seiner Gelenke beteiligt ist. Dabei übernehmen einzelne Bauteile des Faszienverbunds muskelähnliche Funktionen. Nun könnte man argwöhnen, dieses Fasziensystem habe all die Jahre unerkannt ein kleines Doppelleben geführt: nach außen hin unscheinbar und unauffällig – real laufen jedoch alle Fäden bei ihm zusammen. Tatsächlich ist es auch so, dass wir dem zu Unrecht (und fälschlicherweise) als »Verpackungsmaterial« abgewerteten Fasziensystem bisher die angemessene Aufmerksamkeit durch willkürliche Ignoranz verweigert haben – und uns stattdessen im sportlichen Training und in der medizinischen Therapie vielmehr mit Muskeln oder Sehnen beschäftigt haben.

Aber nun sind wir klüger: Mit den neuen Erkenntnissen aus der Wissenschaft über das Faszienleben halten neue Wege und ergänzende Möglichkeiten Einzug in neue Therapien und präventives Üben. Damit können Sie bestens auf Ihre körperliche Gesundheit und gleichzeitig auf die körperliche Leistungsfähigkeit Einfluss nehmen. Das gilt für den sportlichen wie auch für die normalen und alltäglichen Bereiche.

Nicht nur Sportler profitieren von den neuen Erkenntnissen des Faszientrainings (im Sinne von »höher, weiter und schneller«), sondern es profitieren tatsächlich alle, die ein Faszientraining durchführen. Bei scheinbar einfachen Dingen, wie Treppensteigen, Sprudelkistenheben und -tragen oder bei der üblichen Verrichtung der Gartenarbeit, werden Sie diese Leistungssteigerung zu schätzen wissen.

Zudem haben Faszien einen erheblichen Einfluss auf die Körpergesundheit und auf die Verletzungsanfälligkeit aller Strukturen im Körper. Sind die Faszien unelastisch und durch monotone Körperhaltungen regelrecht ausgelaugt, treten kleinere Verletzungen im Bindegewebe deutlich schneller und häufiger auf – auch mit den unangenehmen Folgen von größeren Schäden. Somit kann ein ausgeklügeltes und individuelles Faszientraining einen aktiven Beitrag zu einem präventiven und rehabilitativen Training leisten.

In der Therapie wird dem Fasziengewebe schon seit geraumer Zeit eine sehr große Bedeutung bei der Entstehung von Funktionsstörungen am Bewegungsapparat beigemessen. Nicht umsonst ist das Fasziensystem ein Kernzielpunkt vieler therapeutischer Behandlungsansätze – gerade bei Rückenschmerzen. Gängige Therapiemöglichkeiten stecken unter anderem in Techniken aus der klassischen Bindegewebsmassage, dem Rolfing® (ganzheitliche Körperarbeit über Faszien und manuelle Therapien) oder in Vibrationstechniken mit und ohne Geräte. Aber auch Triggerpunktbehandlungen, Narbentherapie, Akupunktur, Yoga oder Pilatesübungen beschäftigen sich damit, Faszien und ihre Funktionen zu optimieren. Das Training mit der Blackroll ist eine sehr gute Möglichkeit, selbst aktiv zu werden und das Fasziensystem ganz einfach und in Eigenregie zu optimieren. Die beste Hilfe ist immer die zur Selbsthilfe.

Was machen Faszien?

Das bindegewebige Netzwerk der Faszien besteht aus einem kollagenen Fasernetz, das sich durch den gesamten Körper zieht und alle Bauteile wie Muskeln, Nerven, Gelenke oder die inneren Organe umhüllt. Faszien sind in unserem Körper quasi omnipräsent und sie stellen ein kontinuierliches System dar, das die festen Bauteile – z. B. die Knochen und Gelenke – im Körper fixiert und zudem für die immense Beweglichkeit des menschlichen Körpers verantwortlich ist. Faszien haben also eine wesentlich komplexere Funktion für die innere Ordnung und Sortierung, als es ihre »einfach Hüllfunktion« vermuten ließe.

Beweglich bleiben

Der Faszienverbund besteht aus lebenden Zellen, die bei normaler Funktion einen großen Einfluss auf die Gewebe ausüben können, die sie umschließen. Denn mit der Elastizität und Verschieblichkeit dieser Hülle steht und fällt die Beweglichkeit der Gewebearten untereinander.

Sind die Schichten gegeneinander beweglich, verschieblich und elastisch, treten geringere mechanische Kräfte bei Bewegungen auf – und somit auch weniger Störfaktoren mit Potenzial für Verletzungen.

Faszien – ihr Aufbau im Überblick

Ein kleiner, systematischer Aufbau des menschlichen Fasziensystems soll Ihnen zeigen, wie es aufgebaut ist und welche Funktionen die einzelnen Schichten innehaben.

Betrachten wir den Aufbau unseres Fasziensystems von außen nach innen, liegen vier wichtige Schichten übereinander:

1. Ganz außen liegt die große oberflächliche Körperfaszie. Sie umhüllt den gesamten Körper und formt ihn.
2. Etwas tiefer, in der zweiten Schicht, findet sich die Rumpffaszie. In ihr eingebettet liegen die Muskeln des Bewegungsapparats mit den zugehörigen Sehnen und Knochenverbindungen sowie die Gelenkkapseln und die Bänder, die die Gelenke sichern.

Das Fasziensystem des Menschen – vier eng miteinander verwobene Schichten.

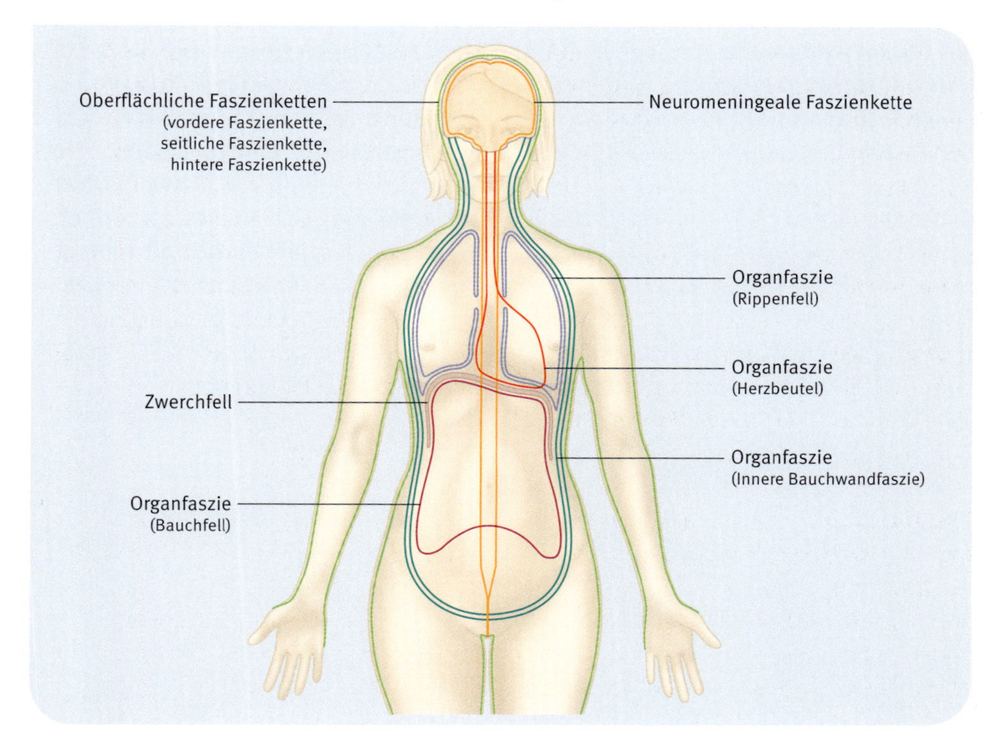

3. Den dritten Teil bilden die faszialen Strukturen des Nervensystems, die sogenannte neuromeningeale Faszie. Sie umhüllt das Nervensystem vom Gehirn über das Rückenmark bis zu den peripheren Nerven, die den gesamten Körper durchziehen.
4. Die innerste Schicht bildet die Viszeralfaszie. Sie umhüllt die inneren Organe und die zuführenden Gefäße (Adern, Venen) und Nervenstränge.

Diese Schichten sind eng miteinander verknüpft – strukturell und funktionell. Strukturell verbunden bedeutet, dass direkte Verbindungen von einer Schicht zur nächsten existieren und die Fasern des faszialen Netzwerks damit ein Kontinuum durch alle vier Schichten ergeben. Funktionell verbunden heißt: Zwischen den Faszien besteht eine gegenseitige Abhängigkeit dadurch, dass sie Spannung bei Bewegungen und Aktivitäten aufeinander übertragen: Verändert sich die Spannung in einer Schicht des faszialen Netzwerks, bleibt das nicht ohne Auswirkungen auf die übrigen Schichten.

Besonders bedeutsam bei Störungen am Bewegungsapparat, vor allem bei Rückenschmerzen, sind sicherlich die ersten beiden Schichten: die oberflächliche Körperfaszie und die Rumpffaszie. Durch ihre eher oberflächliche Lage und den engen Kontakt zu den Muskeln, den Gelenken und den Gelenkkapseln der Rückenregion sind diese beiden Faszienschichten sehr gut durch ein Faszientraining zu erreichen. Wir dürfen jedoch nicht die dritte Schicht, die neuromeningeale Faszie, ganz außer Acht lassen. Denn auch die Nervenstrukturen und ihre faszialen Hüllen verlaufen mitunter sehr oberflächlich am Körper. Und an diesen oberflächlichen Kontaktpunkten sind die Nerven besonders mechanischen Kräften ausge-

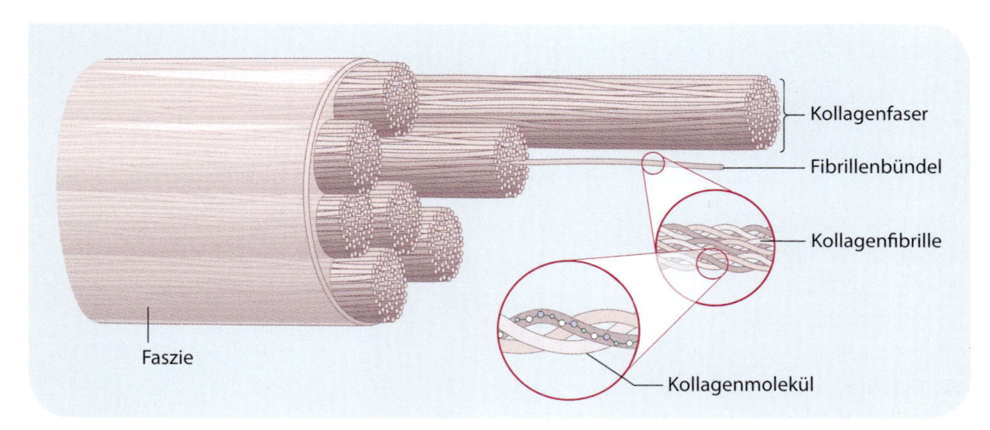

Der Aufbau einer Faszie – viele »Strippen« formen die Gewebeschicht der Faszien zu gebündelten Ebenen.

setzt, die bei Bewegung entstehen. Deshalb können sie entscheidend an Bewegungsstörungen beteiligt sein.

Faszienaufbau – die Details

Der Feinbau des faszialen Hüllnetzwerks beginnt in der Tiefe der Gewebeschichten mit einem feinen Faden- und Netzwerk. Seine Grundlage sind langkettige Kollagenmoleküle (Glycinbausteine, Polypeptidketten, bilden eine Triplehelix), die sich zu »Fibrillen« zusammenschließen. Mehrere Fibrillen sind zu einem Faserbündel geformt, die sich wiederum zu einer Kollagenfaser verbinden: dem eigentlichen Faszienverbund. Eine fasziale Hülle, z. B. eines Muskels, besteht aus vielen dieser Kollagenfasern.

Muskelfaszien

Die Muskelfaszien umhüllen das gesamte Muskelgewebe. Eine Muskelfaszie besteht im Wesentlichen aus drei Schichten. Betrachten wir diese Muskelfaszienkonstruktion von innen nach außen, kommt im Innersten zuerst die Muskelfaser (auch Muskelzelle) als kleinste Baueinheit. Jede dieser Fasern wird vom »Endomysium«, der innersten Muskelfaszie, umhüllt. Mehrere Muskelfasern ergeben ein »Muskelfaserbündel«. Dieses Bündel hat wiederum eine eigene fasziale Hüllschicht, das »Perimysium«. Viele dieser Faserbündel ergeben dann den gesamten Muskelverbund, den eine weitere Schicht umhüllt, das »Epimysium«. Dieser Aufbau von innen nach außen ermöglicht das beste, reibungsfreie Bewegen der einzelnen Schichten.

Die wichtigen drei: Backline – Frontline – Lateralline

Die oberflächliche und die tiefe Schicht des Fasziensystems sind für unseren Bewegungsapparat sehr bedeutsam, da sie die Muskeln, Gelenke (auch die Gelenkkapseln) und Bänder einhüllen. Diese Faszien können sehr einfach anhand ihres Verlaufs (der Lage) am Körper eingeteilt werden. Diese Einteilung verschafft Ihnen eine bessere Übersicht und Sie können später die Übungen Ihren Beschwerden leichter zuordnen.

Dieses System teilt das Fasziensystem in drei große Gruppen: Backline – Frontline – Lateralline. Diese Faszienlinien verlaufen seitlich (lateral), vorn (front) und hinten (back) am Körper.

Backline

Sie verläuft über die Fußsohle, Wade, Oberschenkelrückseite, Gesäß, Rücken bis zur Schulter-Nacken-Region. Die oberflächliche und tiefe Backline wird mit Rückenbeschwerden am häufigsten in Verbindung gebracht. Und sie ist sicherlich durch ihre direkte Lage an den schmerzhaften Stellen im Rücken die unmittelbarste Faszienstruktur, die Sie in

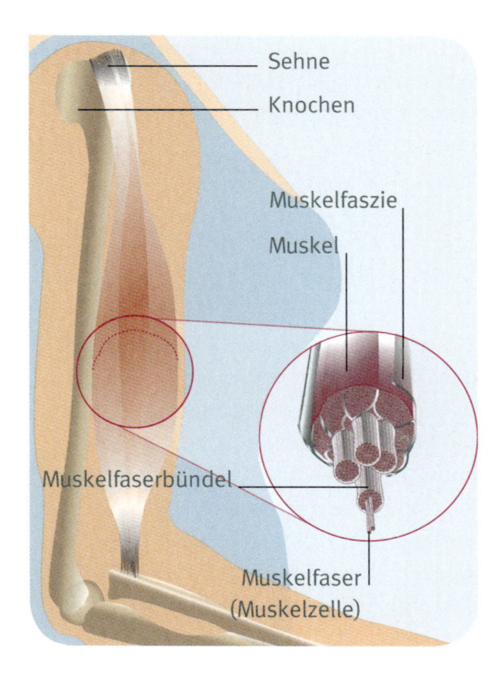

Muskelfaszien – so sind sie aufgebaut und angeordnet.

der Therapie und bei Ihren Eigenübungen angehen können.

Die Backline ist durch knöcherne Punkte am Becken (Beckenkamm, Kreuzbein und hintere Darmbeinstacheln) oft direkt mit den schmerzhaften oder funktionsgestörten Strukturen am Rücken verbunden. Auch bildet die Backline die Hüllstruktur für große Teile der Schulter-, der Rücken- und Gesäß- sowie Lendenmuskeln. Die Linie umfasst ebenso die Atemmuskulatur. Diese Zusammenhänge erklären z. B. einen vom Atem abhängigen Schmerz im Wirbelsäulenbereich.

Die Backline am Oberkörper befindet sich allerdings – im Kontinuum des gesamten Fasziennetzwerks – auch an den faszialen Strukturen der Bein-, Hüftregion im unteren Teil und der Schulter-, Arm-, Nackenregion im oberen Teil. Darüber ergibt sich in der faszialen Funktionskette eine erhebliche Wechselwirkung. Beispiel: Störungen der Faszienkette in der Schulter-Nacken-Region (oder auch in der Hüft-Bein-Region) können über diese Verbindungen einen negativen Einfluss auf die Funktionsfähigkeit der lumbalen Faszienketten haben.

Da das Fasziensystem zusammenhängt, empfiehlt sich im Training immer, auch die direkt angrenzenden Strukturen mitzubehandeln. Das bedeutet: Haben Sie lumbale Rückenschmerzen, sollten Sie sowohl die Hüft- und Beinfaszien als auch die Schulter-Arm-Faszien in das Blackroll-Workout integrieren. Das sorgt dann reflektorisch im unteren (lumbalen) Teil der Wirbelsäule für mehr Entspannung, Beweglichkeit und Elastizität und reduziert Schmerzen.

Frontline

Die Frontline verläuft vom Fußrücken über Schienbein, Oberschenkelvorderseite, Leiste, Bauch, Brust bis zum Schulter-Hals-Bereich. Wichtige Bereiche der Frontline sind die geraden und schrägen Bauchmuskeln und die Brustmuskulatur. Die Bauchbereiche sind für die Stabilität des Beckens zuständig (das Becken aufrichtende Muskeln). Sie haben damit einen großen Einfluss auf die Statik und die Belastungen der Lendenwirbelsäule – und die dort ablaufenden Funktionsstörungen. Der Brustbereich des Faszienverlaufs beeinflusst die Rippen und die Beweglichkeit der Brustwirbelsäule. Darüber kann sie an diesen Stellen für Funktionsstörungen sorgen oder bereits bestehende Störungen unterhalten. Die Frontline bildet unter anderem die Hüllschichten für Hüft- und Rückenmuskulatur.

Lateralline

Die Lateralline verläuft von der Fußaußenkante über die Außenseite der Unter- und Oberschenkel, seitlich über das Gesäß an der Außenseite des Oberkörpers entlang bis zur Schulter-Nacken-Region. Dieser Teil des Fasziensystems formt den Körper und hält die Stabilität bei allen Bewegungen von Rumpf, Armen und Beinen. Die seitliche Linie hat, z. B. als Verbindung zwischen Front- und Backline, viele Kreuzverbindungen und Faserschlingen, die ineinander übergehen. Das heißt, die Lateralline verbindet die Frontline mit der Backline. Durch diese Vernetzung werden Kräfte in den Bewegungen übertragen und die Faszienschlingen können, im Sinne von Seilzugsystemen, ihre volle Funktion in Alltag und Sport entfalten. Dabei kann die Bewegungsintensität erhöht oder verringert werden.

Die Backline ist die oberflächliche und tiefe Faszienschicht auf der Körperrückseite.

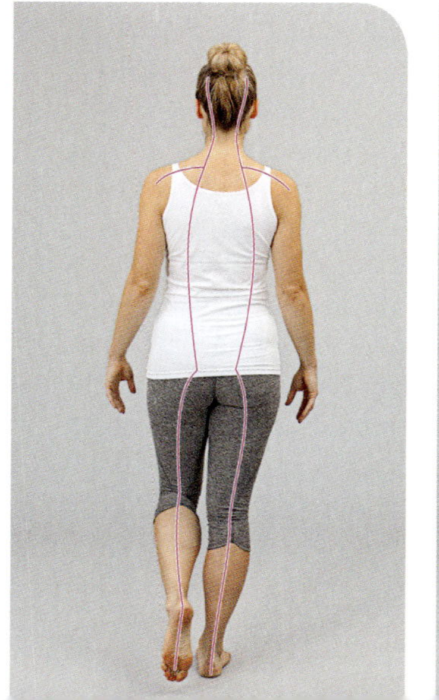

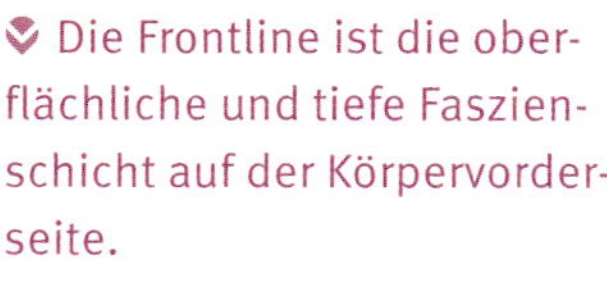

Die Frontline ist die oberflächliche und tiefe Faszienschicht auf der Körpervorderseite.

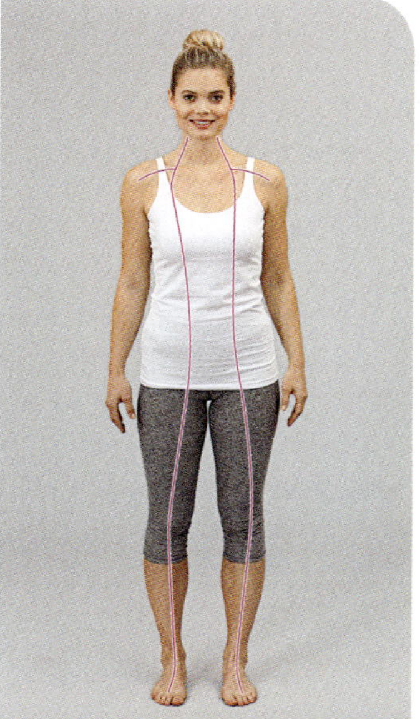

Die Lateralline ist die oberflächliche und tiefe Faszienschicht auf der Körperaußenseite.

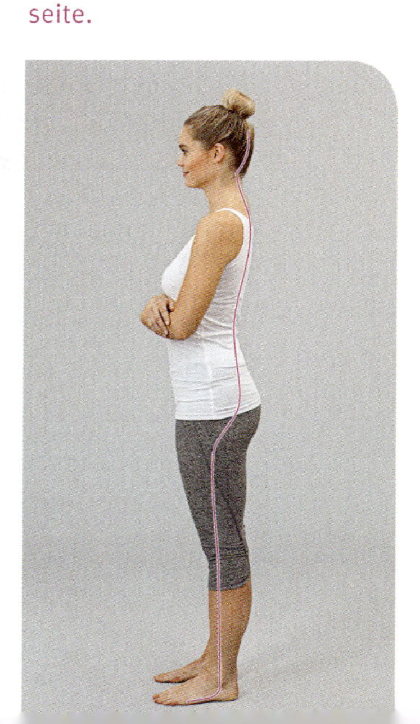

Alle drei Fasziensysteme beeinflussen die Funktionsfähigkeit der Wirbelsäule (und ihre Beschwerden) erheblich. Nur wenn sie optimal arbeiten, unterstützen die Faszien eine reibungsarme Bewegung und tragen zur Schmerzfreiheit bei.

Wie das Fasziensystem funktioniert

Die faszialen Strukturen geben dem Körper nicht nur seine Form, sondern sie prägen vor allem das Bewegungsverhalten unserer Muskulatur. Dadurch haben sie viel Einfluss auf unsere Bewegungsfähigkeit. Da Bewegungskraft und die allgemeine Beweglichkeit der Gelenke untrennbar mit der Haltung des Körpers verknüpft sind, ist das Fasziensystem auch mitverantwortlich für die Körperhaltung. Denn: Haltung ist nichts anderes als eine konstant beibehaltene Bewegung.

Wie bei einem Seilzugsystem werden in den Faszien Bewegungen, und die zur Bewegung benötigte Kraft, weitergeleitet. Die Elastizität des gesamten Fasziennetzwerks sorgt für eine reibungsarme Beweglichkeit aller Gelenke. Was alle Bewegungen unterstützt, ist immer ein funktionierendes und elastisches Fasernetz des Fasziensystems. Denn: Darüber können Sie die eingesetzten Kräfte – entsprechend Ihren elastischen Potenzialen – steigern. Nehmen Sie das Schleudern eines Speers. Ohne vorherige Ausholbewegung und die Potenzierung der Kräfte würde der Speer nicht weit fliegen. Wohingegen ein gestörtes, unelastisches oder gar verklebtes Fasziensystem die Beweglichkeit der Gelenke deutlich reduziert. Dann ist es schwieriger, ein ökonomisches Kraftverhalten bei allen Bewegungen zu erreichen.

Das Seilzugsystem des Fasziensystems – eine exzellente Möglichkeit, Kräfte umzuleiten und zu verteilen.

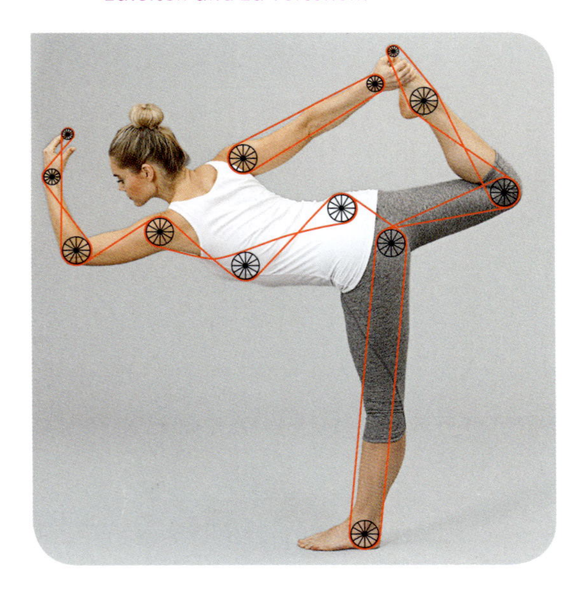

Die Stärke des Fasziensystems

Fassen wir auf einen Blick zusammen, was die Faszien für uns leisten – und das geht weit über Formgebung und Schutz des Körpers und der inneren Organe (Hüllstruktur) hinaus:

1. Stoßdämpfung: Das Fasziensystem sitzt wie ein »Neoprenanzug« um die

einzelnen Gewebe (z. B. Muskeln, Knochen, Gelenke, Gelenkkapseln, Nerven, Organe), absorbiert schädliche Kräfte und lenkt die Belastungen in verträgliche Größen.

2. Die enorme Elastizität verbindet alle festen Bauteile des Körpers (Knochen und Gelenke) und hält sie an der dafür vorgesehenen Stelle – so kann der Bewegungsapparat reibungsarm funktionieren.
3. Seilzugsystem: Die Faszien arbeiten wie ein Umlenksystem und leiten Kräfte innerhalb des Bewegungsapparats weiter (reduzieren diese zum Teil) und erleichtern damit die Bewegungen unseres Körpers.
4. Kontraktilität: Das Fasziensystem hat die Fähigkeit, sich selbst zu verkürzen. Es kann sich zusammenziehen wie Muskeln und darüber Kräfte generieren und verteilen. Diese Fähigkeit hilft und unterstützt uns bei allen Bewegungen des Körpers.
5. Sinneswahrnehmung: Das Fasziensystem hat viele Rezeptoren (Nervenenden), die uns Rückmeldung über Stellung im Raum, Bewegung, Temperatur, Reibung während der Bewegung oder einfach Informationen über vorhandene Schmerzen geben können.

Faszien, Hyaluron und Wasser

Die kleinste Baueinheit unseres Fasziensystems ist die »Grundsubstanz«. Sie besteht aus kollagenen Fasern, Wasser und den darin gebundenen Nährstoffen. Zucker-Eiweiß-Verbindungen (z. B. Glykosaminoglykane – Hyaluronsäure – oder Glykoproteine) sorgen dafür, dass die kollagenen Faserverbände ausreichend Wasser einlagern und speichern. Die Hydration, die Wassersättigung des faszialen Gewebes, ist für seine normale Funktion und die der Faszienketten enorm wichtig.

Anteil und Zustand von vorhandener Hyaluronsäure beeinflussen dabei ebenfalls die Gleitfähigkeit der einzelnen Faszienschichten untereinander. Reicht die Sättigung mit Hyaluronsäure aus, können die Faszien genügend Wasser aufnehmen und binden. Diese Aufnahmefähigkeit für Wasser befähigt das Fasziensystem zu enormen Leistungen in Sachen Elastizität, sorgt für eine optimale Übertragung der Kraft und reduziert darüber hinaus auch mechanische Reibekräfte bei allen Bewegungen.

Ihnen empfohlen sein soll deshalb, dass Sie ausreichend viel Flüssigkeit pro Tag aufnehmen, damit Ihre Faszien gut arbeiten können. Zudem: Durch regelmäßige Bewegung kann das Fasziensystem diese Flüssigkeit aufnehmen wie ein Schwamm. Fehlen hingegen Bewegungsreize, entsteht eine Minderversorgung und damit besteht eine erhöhte Verletzungsgefahr. Im Kindesalter liegt der Wassergehalt des Bindegewebes noch bei ca. 70-80 %, mit der Zeit sinkt er auf etwa 50 % ab.

Faszien und Rückenschmerzen

Faszien sind bestens ausgestattet: Sie haben überdurchschnittlich viele Rezeptoren für die Wahrnehmung (z. B. Schmerz), sie sind in einem höchst intelligenten System zusammengefügt.

Das Fasziensystem umschließt also alle Organe, Muskeln, Nerven und Gelenke. Da ist es logisch, dass es auch bei Verletzungen immer mit von der Partie ist. Muskel- und Gelenkverletzungen führen nicht ausschließlich zu Funktionsstörungen der betroffenen Gewebe, sondern wirken sich auf den gesamten Faszienverbund aus. Gerade dort führen kleinere Verletzungen oder Verklebungen zu Einschränkungen. Das kann sich zeigen über eine reduzierte Elastizität – und damit eingeschränkte Beweglichkeit – oder auch durch eine verminderte Kraft (etwa durch mechanische Störungen bei der Übertragung von Bewegungskräften im Fasziensystem). Stellen Sie sich dazu vielleicht Ihr Lieblings-T-Shirt vor, das Sie um keinen Preis hergeben möchten. Aber das Shirt bekommt Risse. Wenn Sie es permanent nähen, verliert es an Elastizität: Muss es nur am Rücken genäht werden, hat das auch Konsequenzen für die Passform und die Elastizität an der Vorderseite oder an den Ärmeln.

Das Fasziensystem ist – wie Muskeln und Gelenke – bei alltäglichen Bewegungen und bei sportlichen Belastungen verletzungsgefährdet. Kleine Risse (Faserrisse, Faserbündelrisse) oder auch ein erhöhter Druck (z.B. durch eine Schwellung) treten sehr häufig auf und hinterlassen ihre Spuren. Denn: Der Körper vergisst keine Verletzung. Summieren sich so die kleineren oder größeren Störungen, tragen diese Ereignisse zu einer gestörten Rückengesundheit bei. Gerade in der Lendenwirbelsäule wirkt sich eine unelastische Faszie unweigerlich auf die Beweglichkeit der gesamten Wirbelsäule und deren Gelenke aus. Auch die Bandscheiben sind in das Fasziensystem eingebunden und reagieren auf veränderte

Spannungen. Deshalb kann ein gestörtes Fasziennetzwerk das Entstehen von Bandscheibenvorwölbungen oder gar Verletzungen an einzelnen Bandscheiben begünstigen.

Faszien, Schmerz und Wahrnehmung

Neueste Erkenntnisse aus der Forschung zeigen, wie allgemein Schmerzen und speziell Rückenschmerzen über Faszien entstehen können. Faszien sind dicht besiedelt mit freien Nervenendigungen (Rezeptoren zur Wahrnehmung von Reizen). Allein die Anzahl der für Schmerzreize zuständigen Rezeptoren ist in den Faszien etwa sechsmal so hoch wie in vielen anderen Körpergeweben. Das hat z. B. zur Folge, dass unsere Faszien Schmerzreize besonders stark wahrnehmen.

Wie sich das Gewebe verändert

Durch einseitige Belastung, z. B. bei monotoner Körperhaltung wie Sitzen, entstehen ungleichmäßig verteilte Belastungsspitzen, die das Fasziengewebe auf Dauer stark deformieren und funktionell einschränken. Solche Belastungen können auch dazu führen, dass das Netz der Faszien nicht mehr ausreichend Bewegungsreize erhält, der lokale Stoffwechsel nicht mehr für eine optimale Versorgung mit Nähr- und Baustoffen ausreicht und das Gewebe in der Folge »verklumpt« oder »verfilzt«. Dann liegen die Fasern konfus ausgerichtet (kreuz und quer), und das kostet vor allem wieder – Elastizität.

Entzündete Faszie

Kleine Verletzungen der Faszien verursachen – wie überall im Körper – lokal begrenzte Entzündungsreaktionen. Durch die dabei einsetzende Schwellung (sie gehört zu jeder Entzündung mit dazu) kommt es zu einer Irritation der Nervenenden (der Rezeptoren) an dieser Stelle. Die Rezeptoren reagieren dann oft mit falschen Signalen (durch die Irritation hervorgerufen) auf das Nervensystem und können damit die Schmerzwahrnehmung überfluten. Das erklärt z. B., wie chronische oder zumindest lang anhaltende Schmerzen entstehen können, für die häufig keine direkte Ursache in anderen Geweben (z. B. ein Bandscheibenvorfall oder eine Gelenkreizung) zu finden ist.

Kommt ein von Rückenschmerz Geplagter in die Praxis, werden mittlerweile die Faszien intensiv untersucht. Oft lassen sich dabei auffällige Verdickungen und Verfilzungen der langen Rückenfaszie (Fascice thoracolumbalis) erkennen. Verdickungen entstehen aus kleinen Verletzungen und Verklebungen (das ist diese »Verfilzung«, die unsortierte und unstrukturierte Ausrichtung der Fasern). Solche kleineren Verletzungen des Fasziengewebes kommen in einem langen Leben immer wieder vor und müssen nicht unbedingt zu direkten Schmerzen führen. Häufig entstehen schmerzhafte Zustände erst im Laufe der Zeit: Der Krug geht bekanntlich so lange zum Brunnen, bis er letztlich doch noch bricht.

Infolgedessen bilden sich oft ungesunde »Cross-Links« – das sind Querverbindungen im Faserverlauf der Faszien. Beide Erscheinungen (Verdickung und Verfilzung) stören die normale und reibungsfreie mechanische Funktion der Faszien.

Wie eins mit dem anderen zusammenhängt

Da das Fasziensystem ein Kontinuum ist, bleiben Veränderungen an der einen Seite nicht ohne Auswirkungen auf die Gegenseite. Stellen Sie sich bitte wieder das T-Shirt vor, das Sie ständig flicken und das darüber aus der Form kommt. Ziehen Sie an einer Seite daran, wirkt sich der Zug auf die Gegenseite aus.

Genauso verhält es sich mit unserem Fasziensystem. Bei Verletzungen können wir es nicht einfach austauschen – wir hängen an dem guten Stück und warten auf die Reparatur, also auf die Wundheilung. So summieren sich im Laufe eines Lebens die Verletzungen und die »geflickten« Stellen und das Ganze wird unelastisch und wesentlich anfälliger für kleinere und größere Verletzungen.

An die Wirbelsäule angrenzende Gebiete, z. B. Schulter, Hüfte oder die Knie, sind ja ebenfalls nicht gerade selten von Verletzungen und Funktionsstörungen betroffen. Treten solche Veränderungen häufig auf und werden sie nicht angemessen behandelt, verändern sie im Laufe der Zeit die Beweglichkeit und Elastizität der Rückenfaszien eher zum Nachteil. Die Faustregel lautet: Baut sich im Fasziensystem eine zu hohe Spannung auf, reduziert das die Beweglichkeit des gesamten Bewegungsapparats.

Faszien und Kraft übertragen

Unser Körper erzeugt die in Alltag, Arbeit und Sport erforderliche Kraft für Aktivität in den Muskeln. Zu diesem Zweck verkürzt sich der Muskel mit seinen kleinen Bauteilen (um genau zu sein, die Eiweiße Aktin und Myosin schieben sich ineinander), was letztlich die nötige Kraft für geplante Bewegungen erzeugt. Damit diese Kraft dann für Bewegungen und Aktivitäten genutzt werden kann, muss sie vom Muskel auf andere Strukturen – die Knochen und Gelenke – übertragen werden. Aber: Die Kräfte werden dabei nicht nur auf Knochen und Gelenke übertragen, sondern auch auf das Fasziensystem. Nach diesem Prinzip werden unter anderem auch Lasten, die es zu heben oder zu tragen gilt, und die dabei entstehenden Kräfte im Körper verteilt.

Das Zauberwort an dieser Stelle ist: verteilen. Denn mit diesem kleinen Trick (der Lastverteilung) reduziert der Körper Belastungen – und damit auch Lastspitzen – an einzelnen Stellen (Körperregionen oder Gelenken).

Beispiel Wasserkiste: Sie heben eine Getränkekiste an und tragen sie ins Haus. Dabei leiten Sie die Kraft vom Rumpf (Wirbelsäule) an die Beine. Bei dieser Aktion spielt unter anderem die lange Rückenfaszie (Fascia thoracolumbalis) eine wesentliche Rolle in der Lastverteilung. Denn an der langen Rückenfaszie werden die Kräfte und die Lasten der Arme, Beine und des Beckens (auch des Ileosakralgelenks – Gelenk zwischen Kreuzbein und Darmbein) verteilt und umgelenkt. Die Rückenfaszie hat also eine zentrale Position dabei, Belastungen zu modulieren, um vor Verletzungen zu schützen. Auch akute Bandscheibenstörungen oder Gelenkreizungen an der Wirbelsäule wirken sich unweigerlich negativ auf die Belastbarkeit – und damit auch auf die Lastenverteilung der Rückenfaszie – aus. Das ist auch der Grund, warum Rückenschmerzen z. B. bei Arm- oder Beinbewegungen oft in der Intensität zunehmen. Arm- und Beinbewegungen verändern die Spannung der Rückenfaszie und können Rückenschmerzen auslösen oder verstärken.

Faszien trainieren

Wie jedes lebende Gewebe des menschlichen Körpers reagieren auch die Faszien normalerweise auf Bewegung und verändern sich aufgrund der einwirkenden Belastungen. Gezielte Bewegungsreize bringen das Fasziensystem dazu, sich anzupassen. Das soll heißen: Das Gewebe ist trainierbar – wie die Muskeln und die Gelenke unseres Bewegungsapparats es sind.

Wer seine Muskeln trainiert, bei dem steht auf der Liste mit den gewünschten Trainingseffekten der Kraftzuwachs meist ganz weit oben. Vielleicht stehen noch eine Zunahme der Dicke (Hypertrophie) oder eine gesteigerte Ausdauer mit auf der Wunschliste. Gelenke z. B. sollen durch Training stabiler, schmerzfrei und belastbarer werden. Und welche Trainingseffekte hätten wir gerne bei den Faszien?

Faszien sollen durch das Training ebenfalls schmerzfrei werden, auch gerne belastbarer und vor allem elastischer und beweglicher. Die Steigerung der Elastizität steht bei den Faszien in der Effekteliste ganz weit oben. Faszien sind in unserem belebten Alltag vielen Belastungen ausgesetzt, denen sie gewappnet (also bestenfalls trainiert) entgegentreten müssen. Wenn wir uns über diese Belastungen im Klaren sind, können wir uns effektiv vorbereiten: namentlich durch ein gezieltes Faszientraining.

Was belastet die Faszien?

Druck (Deformation) und Zug haben bei der Belastung der Faszien die Nase vorn. Schon beim einfachen Sitzen und Liegen bekommen sie Druck ab und müssen sich deformieren lassen. Die Fähigkeit, sich auf äußeren Druck in der Form zu verändern, muss aber auch reversibel sein. Das heißt, die Faszien müssen sich zurückverwandeln (re-formieren) können. Das erreichen sie nur durch ausreichende »Flüssigkeitsspeicherung« (Seite 19) – und damit verbunden durch eine enorme Elastizität.

Zugbelastungen erreichen unsere Faszien quasi bei jeder Bewegung. Irgendwo »zieht« es immer. Bei Beugebewegungen (z. B. des Arms, die schwere Handtasche hängt auf dem Unterarm) entsteht der Zug auf der Streckseite (des Arms). Gleichwohl: Gehen diese Zugkräfte über der Belastbarkeitsgrenze des Fasziengewebes hinaus, können Verletzungen entstehen. Faszien müssen also nicht nur deformierbar und elastisch, sondern auch »reißfest« sein. Sind sie zu wenig elastisch, sind sie schnell bewegungseingeschränkt, bei zu geringer Festigkeit droht womöglich Verletzung – eine Gratwanderung.

Zugbelastungen eignen sich auch, um viele Bewegungen zu verstärken (Kraftübertragung und Kraftsteigerung bei Bewegungen). Ähnlich einem Katapult sorgen die Faszien durch ihre Funktion als »Seilzug-System« (Seite 18) für eine Verteilung von äußeren Kräften (Gewichte, die wir heben und tragen) und inneren Kräften (Muskel-, Hebelkräften usw.). Dabei kommt es auf die Kopplung

Übungen variieren

Durch Entlastung können Sie die Mobilisation verstärken, durch vermehrten Druck auf die Rolle die Massage. Wenn Sie die Ausgangsstellungen verändern, fordert das Ihre Fähigkeit zur Stabilisation besonders.
Rollouts sind ein einfacher Einstieg in ein funktionelles Faszientraining.
Sie können sie in verschiedenen Ausgangsstellungen durchführen (sitzend, stehend oder liegend). Der Vorteil: Sind Sie durch Beschwerden aktuell ein wenig eingeschränkt in der Beweglichkeit, können Sie z. B. nicht gut liegen, führen Sie die Übungen einfach stehend an einer Wand durch.

von Bewegungen und Bewegungsrichtungen an. Diese Verstärkungseffekte lassen sich in einem Faszientraining ebenfalls bestmöglich vorbereiten – also trainieren. Immer wenn wir für eine Aktivität ausholen und damit Schwung generieren, nutzen wir diese Effekte.

Also sollten Sie sich auf Ihrem Trainingsplan der Faszien genau diese Belastungen wiederfinden. Solche, denen Sie im Alltag sowieso ausgesetzt sind. Sie sollten lediglich diese Trainingsreize so dosieren, dass sie Sie nicht überbelasten. Halten Sie, wie in jedem Training, die Intensität zu Beginn eher niedrig. Dann können sich die Strukturen an den Belastungsreiz gewöhnen und sich daran anpassen.

Die effektivsten Trainingstechniken

Grundsätzlich unterscheiden wir Release (Entspannungs)-Techniken, wie Rollouts (Myofascial Self Release), von myofaszialen Stretchtechniken, Myofascial Countermovements und dem Sensory Refinement. All diese faszialen Trainingstechniken bieten Ihnen die Möglichkeit, Ihr Fasziensystem zu optimieren und Einschränkungen in der Funktion somit effektiv zu eliminieren.

Welche Technik bei Ihnen am besten funktioniert, also von welcher Technik Sie am meisten profitieren, hängt stark von Ihrer Ausgangssituation und von Ihren körperlichen Beschwerden ab. Testen Sie am besten alle Techniken im Verlauf Ihres Faszientrainings und wählen Sie dann die Übungen aus, bei denen Sie das beste Gefühl haben. Der wichtigste Grundsatz eines jeden Trainings lautet: »Wenn es sich gut anfühlt, ist es auch gut und gesund!«

Myofascial Self Release – Rollout

Die Eigenentspannung des Fasziengewebes kann einfach mit einem kleinen, aber effektiven Hilfsmittel erreicht werden: der Blackroll. »Rollouts« massieren die Faszien nicht nur, sondern sie erhalten Bewegungsreize und werden intensiv durchgeknetet. Jeder Körperbereich kann so über die Blackroll gerollt werden.

Über die Aktivität wird das belastete und gerollte Gewebe deformiert, ausgepresst und kann sich erneut mit Flüssigkeit füllen – es rehydriert. Dieses »Nachfüllen« optimiert die Flüssigkeitsbalance der Faszien. Die Bewegung während des Rollouts mobilisiert gleichzeitig die Gelenke, Muskeln und Nerven. Zudem müssen Sie Ihren gesamten Körper während des Rollouts stabilisieren. Rollouts sind also Massage sowie Mobilisation und Stabilisation zugleich.

Rollouts fordern und fördern auch die Koordination. Je nach Ausgangsposition und Übungspraxis sind die Steigerungsmöglichkeiten und koordinativen Ansprüche vielfältig.

Myofascial Stretch (mit großen Bewegungen)

Groß angelegte Bewegungen, die möglichst viele Gelenke einbeziehen und langsam durchgeführt werden, bieten dem Fasziensystem viele Zugreize. Da Zugreize ständig auftreten und sich Teile des Fasziensystems immer »lang« machen müssen, sind diese Übungen gut für eine schmerzfreie Beweglichkeit. Sie sind klassischen Dehnübungen ähnlich, verfolgen jedoch etwas andere Ziele. Ihr Schwerpunkt liegt auf Mobilisation und Elastizität.

Myofascial Countermovement (vorbereitende Gegenbewegung)

Werden Bewegungen mit einer Gegenbewegung gestartet, setzt das zusätzliche Elastizitätskräfte frei. Sie sind dann für die eigentliche Aktivität verfügbar, und das erzielt mehr Kraft. Ein Golfer holt vor dem Schlag auch erst nach hinten aus … Durch dieses ökonomische Vorgehen spart der Körper Kraft und nutzt die elastischen Rückstellkräfte unseres Fasziensystems.

Sensory Refinement (Körperwahrnehmung steigern)

Das Fasziensystem steckt voller Rezeptoren zur Wahrnehmung – der eigenen und äußerer Kräfte. Ihre Körperrezeptoren zu aktivieren ist eine weitere Möglichkeit des Faszientrainings. Haben Sie Ihre Körperwahrnehmung verbessert, können Sie Ihre Kräfte ökonomischer einsetzen und die Bewegungen kontrollierter durchführen. Damit beschäftigt sich vor allem das Trainingsprogramm mit den Entspannungsübungen.

Trainingsgerät Blackroll

Faszientraining können Sie mit oder auch ohne Geräte vornehmen. Bei Übungen ohne Geräte bedienen Sie sich der Bewegungsfähigkeit Ihres Körpers. Beim Training mit Geräten, wie der Blackroll, nutzen Sie die mechanische Beeinflussung des Fasziensystems. Dieser intensive Reiz bringt das Gewebe dazu, sich zu verändern. Eine neue Ordnung und Organisation bringt die Faszien wieder »in Ordnung« und reduziert Spannung.

Auswahl der richtigen Blackroll

Für den normalen Trainingsbereich und für Menschen mit geringen körperlichen Beschwerden eignet sich die Blackroll Standard als Trainingsgerät. Haben Sie stärkere körperliche Beschwerden und ein deutlich unelastisches und unbewegliches Bindegewebe, ist die etwas weichere MED-Version zu empfehlen. Damit können Sie die Übungen mit einer etwas geringeren Intensität und etwas reduziertem Druck ausführen.

Der fortgeschrittene Sportler wird zum Ausreizen der Intensität den höheren Härtegrad der Blackroll PRO sehr

Das Blackroll-Sortiment

Blackroll	Länge/Durchmesser	Härtegrad	Belastbarkeit
Blackroll Standard	30 cm/15 cm	mittlere Härten für alle Anwendungen	100–150 kg
Blackroll MED	30 cm/15 cm	20–30 % weicher als die Standard-Version	60–130 kg
Blackroll PRO	30 cm/15 cm	40–50 % härter als die Standard-Version	bis 160 kg
Blackroll mini	15 cm/5,2 cm	speziell für Füße, Beine, Arme, Hände	
Blackroll Ball (klein/groß)	Durchmesser 8 cm + 12 cm	speziell für Füße, Beine, Arme, Hände oder zur Triggerpunkt-Behandlung	
Blackroll Duo Ball (klein/groß)	27 x 12 × 12 cm	spezielle Anwendung am Rumpf (Wirbelsäule) und an den Beinen	
Blackroll Groove	30 cm/15 cm	Durch die gerillte Form in Längsrichtung der Rolle entsteht eine tiefe Vibration im Gewebe. Das verstärkt den Drainageeffekt und die Hydration der Faszien. Auch kommt es dabei zu einer intensiven Anregung der Rezeptoren im Fasziensystem.	

Das Blackroll-Sortiment – in dem Sie Ihre beste Trainingshilfe finden können.

zu schätzen wissen. Aber auch bei einem höheren Körpergewicht ist die härtere PRO-Version das Trainingsgerät der Wahl. Die Blackroll PRO ist bis zu 160 Kilogramm belastbar.

Eine intensivere Tiefenwirkung (intensiver Massagereiz und Aktivierung der Rezeptoren) bringt die Blackroll Groove. Sie eignet sich für intensive Rollouts und zur Steigerung der Körperwahrnehmung durch die intensiven Vibrationsreize auch vor dem Sport.

Trainingseffekte – das bringt Ihnen die Blackroll

Das Rollout bewirkt sofort eine Entlastung des Gewebes. Das bedeutet eine gesteigerte Durchblutung des Gewebes mit den Positiveffekten:

1. verstärkter Einbau von Nähr-, und Baustoffen
2. verstärkter Abtransport
3. mechanische Sortierung der Faszienfasern
4. Beeinflussung der Rezeptoren (Reduktionsmöglichkeit von Schmerzen)
5. Lösen von Verklebungen
6. Unterstützung bei Wundheilung und Regeneration

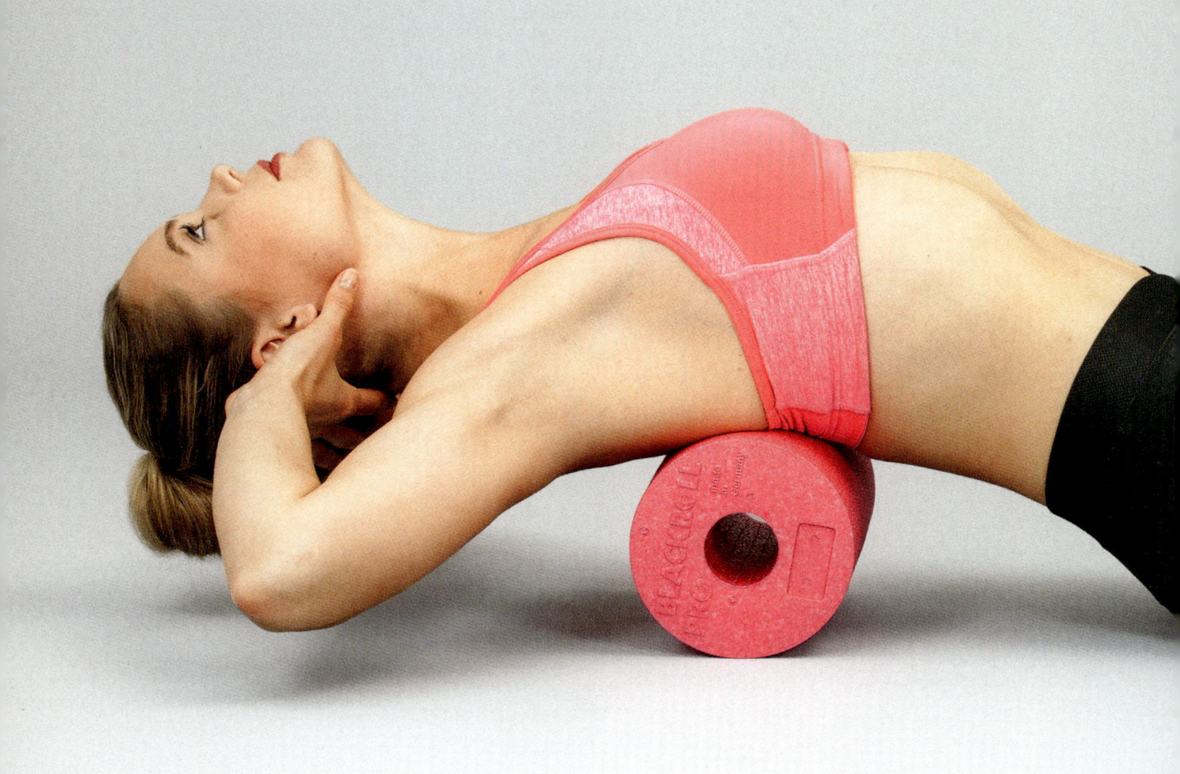
BLACKROLL
PRO
made
in
Germany

Die Übungs-programme

Fünf Programme zeigen Ihnen, wie Sie Ihre Faszien erfolgreich bearbeiten. So halten Sie Ihren Rücken beweglich.

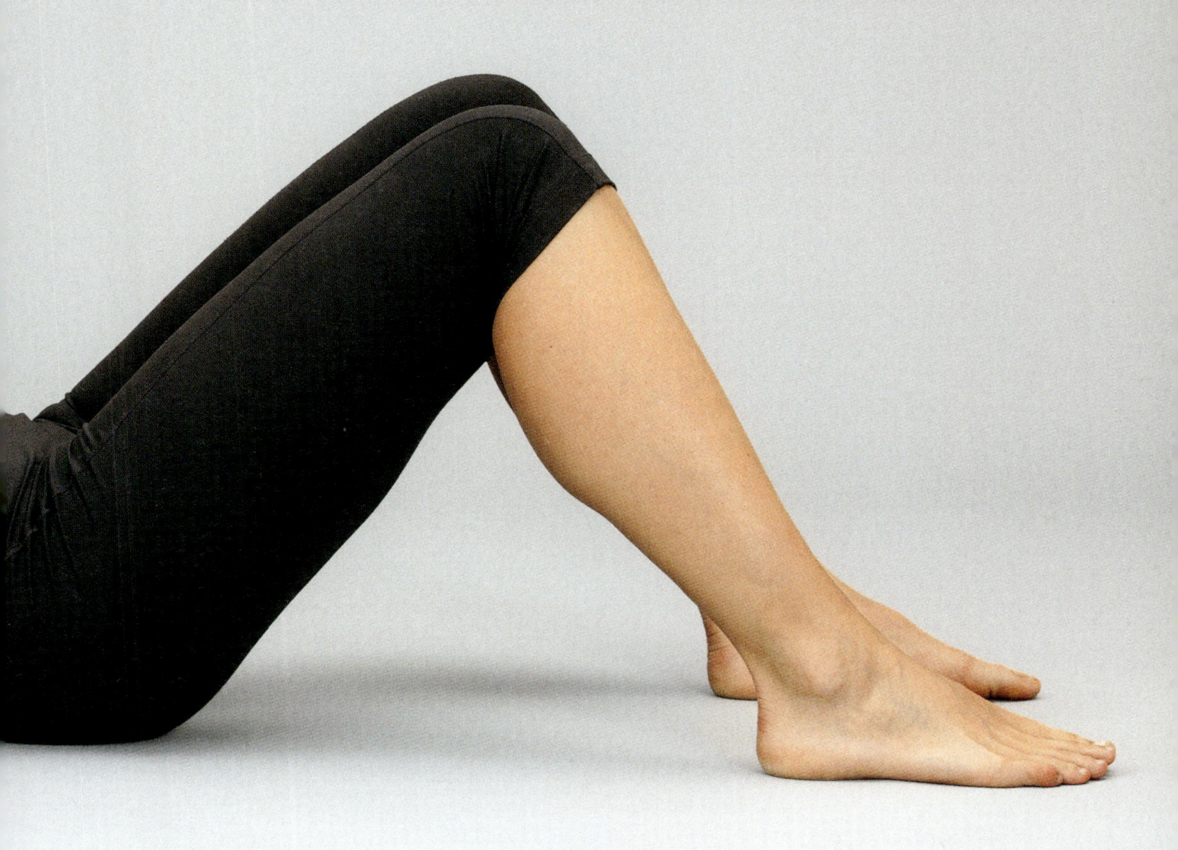

Warm-up – das Startprogramm

Immer dieses lästige Warmmachen vor dem Sport – lesen Sie, wie Sie darüber den Körper sensibilisieren. Und dann starten Sie Ihr persönliches Übungsprogramm.

Das allgemeine Aufwärmen und ein gezielter »Warm-up« gehören zu jedem Sport und zu jedem Training. Sie sind unverzichtbar. Viele werden sich fragen: »Wozu das Ganze?« Die Aufwärmphase erfüllt im Training wichtige Aufgaben. In der Aufwärmphase lenken Sie die Konzentration auf die Trainingsaufgaben. Diese hohe Aufmerksamkeit und Fokussierung auf kommende Bewegungen ermöglichen, dass Nerven, Muskeln, Gelenke und Faszien besser zusammenspielen. Das Aufwärmen bereitet den Körper also auf die bevorstehenden Belastungen vor, leitet wichtige Stoffwechselprozesse ein, die die Energie bereitstellen, und sorgt für mehr Beweglichkeit und Elastizität aller Gewebe und Strukturen im Organismus. Auch werden Flüssigkeiten im Gewebe umverteilt, die Durchblutung kommt verstärkt in Schwung und das Nervensystem arbeitet schneller.

Der wichtige »Schubs«

Für diesen Trainingsteil sind besonders große Bewegungen geeignet, die möglichst viele Muskeln und Gelenke in Bewegung bringen. Dadurch erzielen Sie auch eine erste wichtige Wirkung auf den Blutkreislauf: die Mehrdurchblutung. Durch eine höhere Pumpleistung des Herzmuskels (die Herzfrequenz/der Pulsschlag erhöht sich) wird mehr Sauerstoff zu den Muskeln transportiert. Parallel steigert der Körper gleich noch die Atemfrequenz – bei sportlicher Aktivität atmen wir schneller und auch tiefer. So nehmen wir mehr Sauerstoff auf. Diesen Sauerstoff benötigt der Körper für die Energiegewinnung in den Muskelzellen. Das trägt dazu bei, dass wir widerstandsfähiger sind gegen Ermüdung und in der Folge auch mehr Reserven für intensivere Trainingsbelastungen speichern können.

dadurch die Verletzungsgefahr während des Trainings und in der Regeneration.

Da unser kommendes Training sich hauptsächlich auf die Faszien konzentriert, ist gutes Aufwärmen wichtig. Denn gerade Faszien benötigen eine gewisse Betriebstemperatur, um auf die Reize, die das Training setzt, angemessen und richtig reagieren zu können. Steigt die Körpertemperatur, werden sie elastischer und beweglicher, was wiederum die Effekte des Trainings verbessert.

Die Phase des Aufwärmens hat eine weitere wichtige Auswirkung auf das Nervensystem – und damit auf die Ansteuerung der Muskeln und die Kontrolle von Gelenkbewegungen. Die Nerven reagieren schneller und besser, weil Informationen besser übermittelt werden. Das heißt, es werden mehr und intensivere Nervenimpulse bei den Bewegungen an die Muskulatur gesendet, die dadurch mit mehr Leistung arbeiten. Das Ergebnis: Bewegungen sind stabiler, schneller und effektiver.

Auch die Muskulatur reagiert: Ihre (visko-)elastischen Eigenschaften nehmen zu. Die einzelnen Bauteile, z. B. Fasern, Faserbündel und die bindegewebigen Hüllschichten (Faszien) werden elastischer und beweglicher. Sie setzen den Bewegungen weniger Widerstand und Reibung entgegen und minimieren

Aufwärmen gestalten

Allgemeines Aufwärmen: Beginnen Sie mit langsamen kontrollierten Bewegungen. Alle Aktivitäten, die sich oft wiederholen lassen, ohne dass Sie dabei zu stark ermüden, und bei denen Sie möglichst viele Muskeln aktivieren, sind bestens für ein allgemeines Aufwärmen geeignet. Also z. B. Gehen auf der Stelle, leichtes Joggen auf der Stelle (auch einmal um den Block), Sidesteps, Seilspringen oder einfaches Treppensteigen eignen sich optimal. Diese (oder eine von diesen) Aktivitäten können Sie 5–8 Minuten durchführen, bevor Sie das gezielte Aufwärmen beginnen. Für ein gezieltes Warm-up finden Sie im Folgenden gute Übungen. Ziehen Sie auch gerne Übungen aus etwaigen bereits vorhandenen Sporterfahrungen hinzu, um ihr Warm-up möglichst abwechslungsreich zu gestalten. Mixen Sie die Übungen immer neu.

Hüpfer

» Skippings« – Wechselsprünge – eignen sich bestens, um Herzfrequenz und Durchblutung schnell zu steigern. Sie fördern auch die Koordination und die Nervenimpulsrate.

Ausgangsposition: Sie stehen vor der Blackroll. Alternativ können Sie sich vor einer Treppenstufe positionieren, auf die Sie im Wechsel den rechten und linken Fuß aufstellen. Wenn Sie rutschsichere Schuhe bei der Übung tragen, können Sie auch auf eine Matte verzichten. Machen Sie die Übung in Socken, ist eine rutschsichere Unterlage empfehlenswert.

Bewegung: Sie tippen immer im Wechsel mit der Zehenspitze eines Fußes auf die Blackroll (oder auf die Treppenstufe) und wechseln »fliegend« – mit einem Wechselsprung – auf das andere Bein. Wechselsprung bedeutet, es gibt einen kurzen Moment, in dem beide Füße in der Luft sind und keinen Bodenkontakt haben. Achten Sie darauf, dass Ihr Oberkörper gerade bleibt. Stabilisieren Sie ihn über eine gute Spannung in der Bauchmuskulatur.

Die Knie sind während der Übung immer leicht gebeugt und zu keinem Moment komplett gestreckt. Hinsichtlich der Sprungfrequenz versuchen Sie, sich an Sekunden zu orientieren: eine Bewegung pro Sekunde. Dazu können Sie am einfachsten von 21 an aufwärts zählen, mit jeder Zahl kommt ein »Hüpfer«. Beginnen Sie mit 5-mal 20 Wiederholungen, die Sie im Laufe der Zeit auf 5-mal eine Minute steigern können.

Endposition: Das Ende der Bewegung ist erreicht, wenn Sie einen Fuß auf die Blackroll tippen. Halten Sie diesen Kontakt nur kurz und leiten Sie unverzüglich den nächsten Wechselsprung ein.

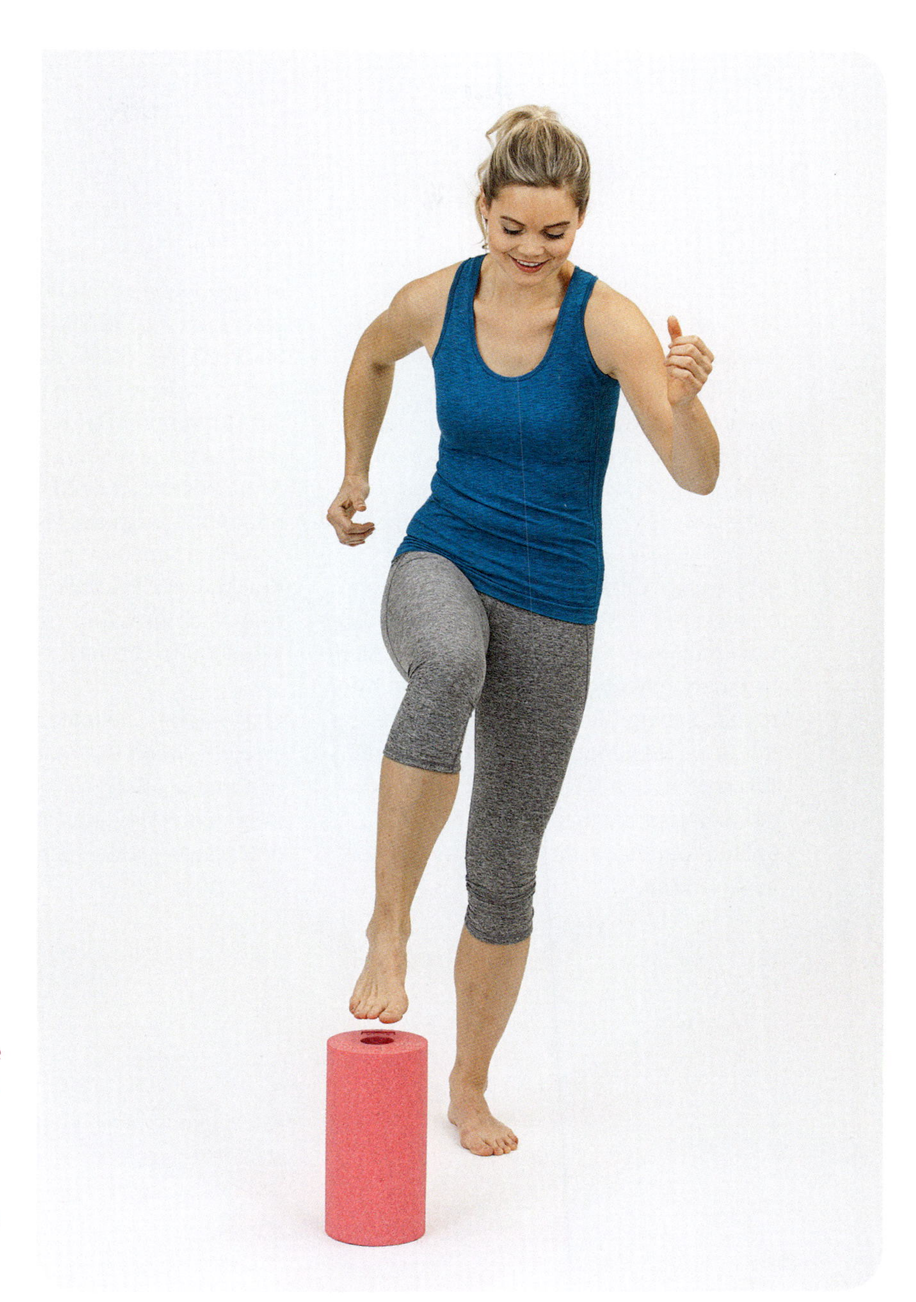

» Wechselsprung bedeutet, dass ganz kurz beide Füße in der Luft sind.

» Halten Sie die Knie während der Übung die ganze Zeit leicht gebeugt.

Auf und nieder

» Indem Sie die Arme bewegen, beteiligen Sie fast alle Körpermuskeln an der Bewegung. Das beschwingt den Kreislauf und aktiviert die Nerven.

Ausgangsposition: Sie stehen aufrecht, die Füße stehen etwa beckenbreit auseinander. Halten Sie die Blackroll mit beiden Händen und strecken Sie sie zur Zimmerdecke. Die Knie sind leicht gebeugt, die Muskeln in Bauch und Oberschenkel sind aktiviert. Halten Sie das Becken aufgerichtet.

Bewegung: Gehen Sie langsam und kontrolliert in die Kniebeuge. Beugen Sie die Knie maximal 90 Grad an, sie sollten sich zu Beginn nie über die Zehenspitzen hinausschieben. Gleichzeitig beugen Sie die Arme im Ellbogen an und führen die Blackroll in den Nacken. Drücken Sie dabei den Kopf nicht zu weit nach vorn. Später können Sie die Übung auch tiefer durchführen.

In der Kniebeuge halten Sie die Bewegung kurz an, um die Arme mit der Blackroll lang nach vorn zu strecken und dort zu halten. Gehen Sie dabei nicht in das Hohlkreuz! Halten Sie diese Position kurz. Dann nehmen Sie Blackroll und Arme wieder an den Oberkörper heran und richten sich auf (Ausgangsposition). Verteilen Sie etwa so: 1 Sekunde für die Kniebeuge, 2 Sekunden für die Armhaltung nach vorn und 1–2 Sekunden für die Wiederaufrichtung.

Endposition: Sie haben die Endposition erreicht, wenn Sie wieder aufrecht stehen und die Blackroll wieder auf dem Weg in die Ausgangsposition ist (mit beiden Händen nach oben gestreckt).

» Beugen Sie die Knie leicht und aktivieren Sie die Muskeln in Bauch und Oberschenkeln. Richten Sie das Becken auf.

» Achten Sie darauf, dass Sie in der Kniebeuge nicht in das Hohlkreuz gehen.

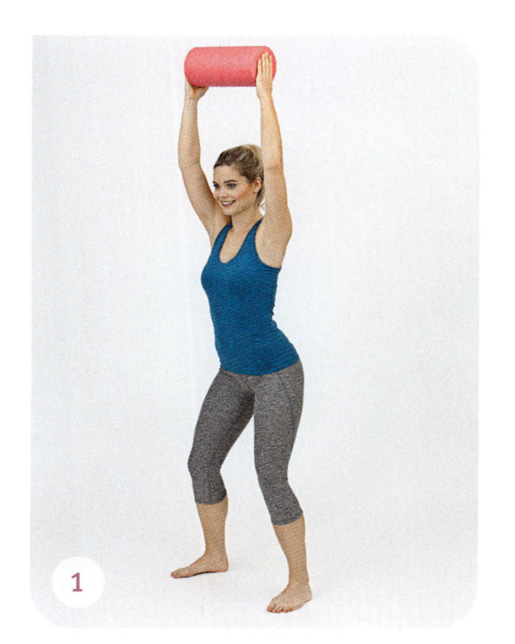
1

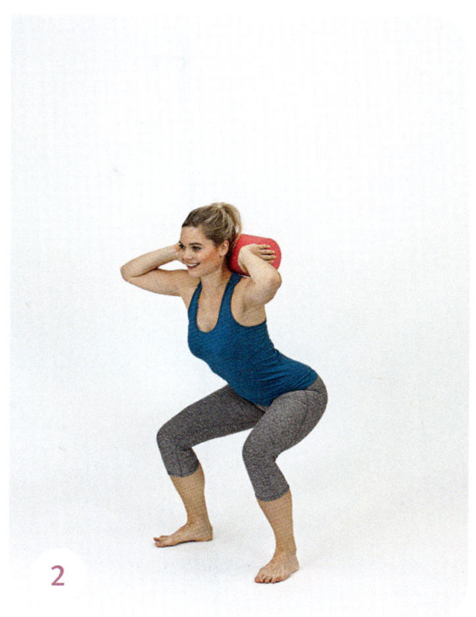
2

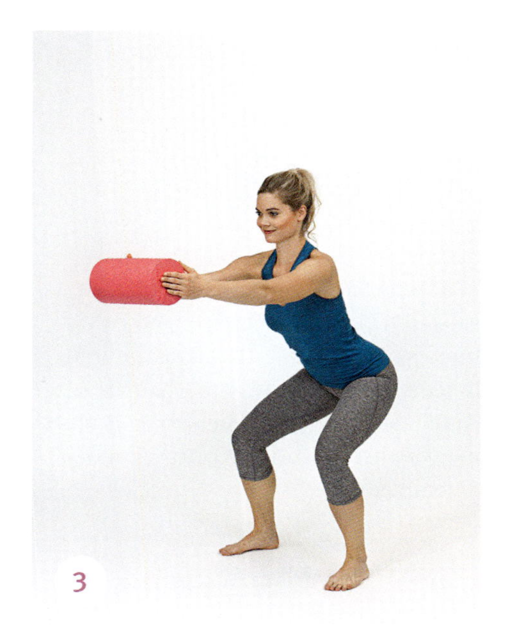
3

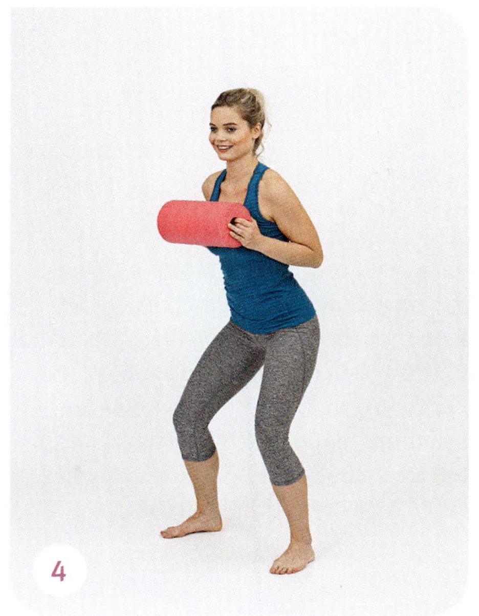
4

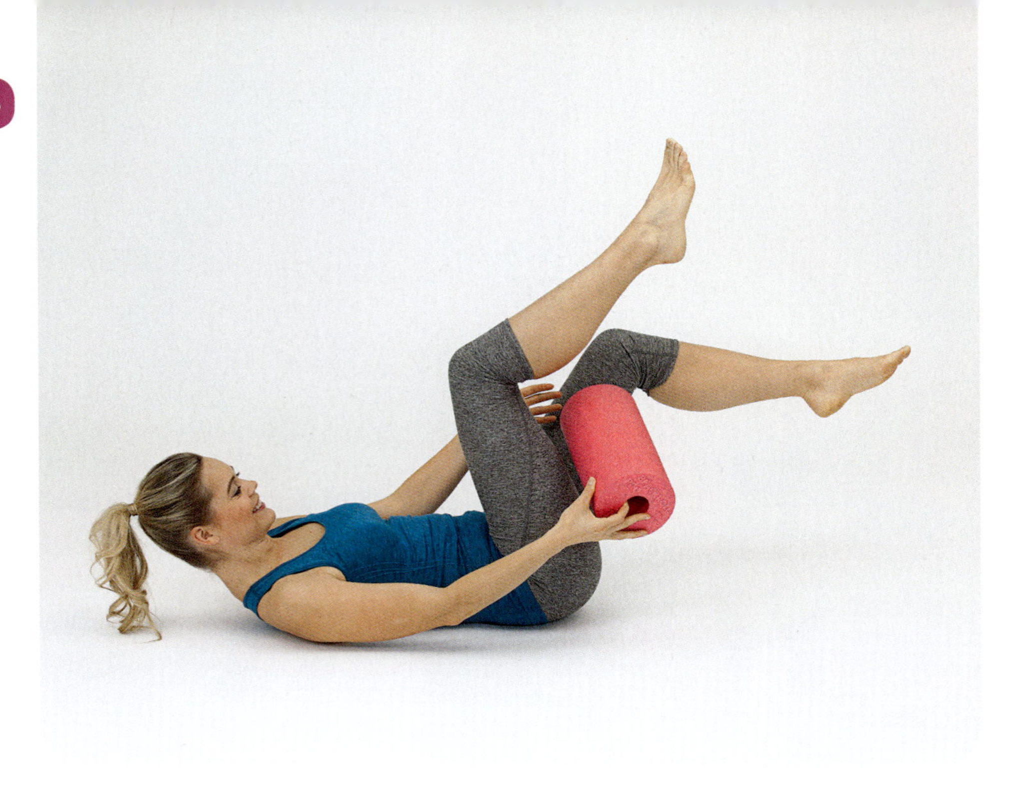

Sie können den Kopf erhoben halten oder ihn auf dem Boden ablegen.

8er-Touren

» Die »8er-Touren« wärmen die Körpermitte. Damit sensibilisieren Sie Bauch- und Rückenmuskeln optimal.

Ausgangsposition: Sie liegen rücklings auf einer Gymnastikmatte, haben die Beine angehoben und die Blackroll in den Händen. Den Kopf können Sie während der Übung mit anheben oder ablegen. Spannen Sie die Bauchmuskeln an, achten Sie darauf, dass Becken und Lendenbereich nicht im Hohlkreuz sind.

Bewegung: Geben Sie die Blackroll in 8er-Touren zwischen den Beinen durch. Wechseln Sie zwischendurch die Richtung, um einseitige Belastungen zu vermeiden. Machen Sie 10–30 8er-Touren in jede Richtung. Davon machen Sie 4–6 Durchgänge, zwischen denen Sie je eine kurze Pause von etwa 20–30 Sekunden einbauen.

Endposition: Das Ende der Bewegung ist erreicht, wenn Sie mit der Blackroll eine 8er-Tour vollständig bewegt haben.

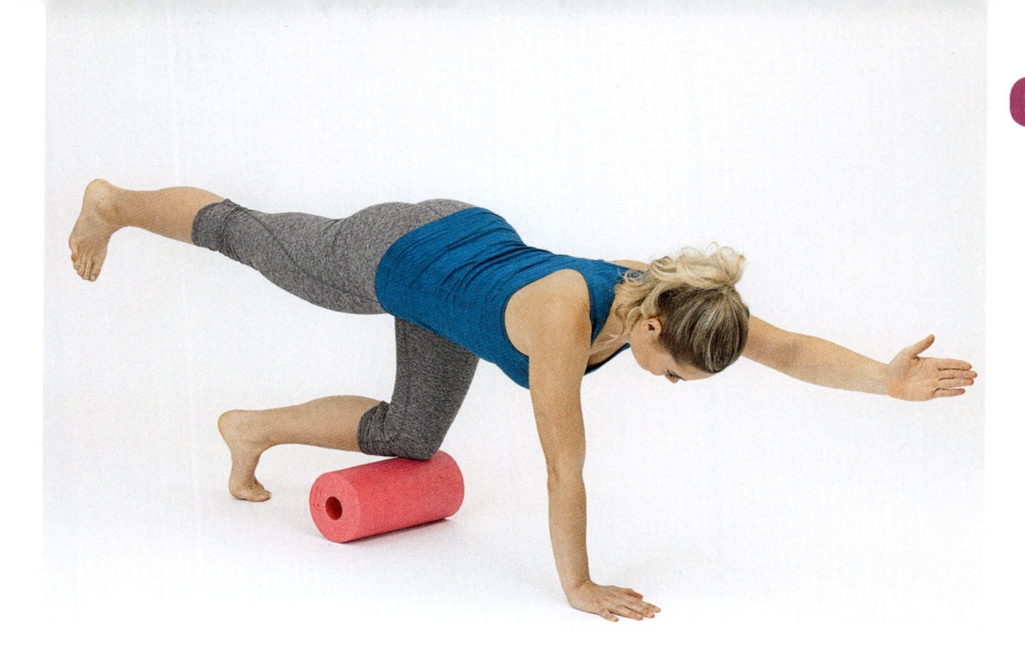

Arme und Beine sollten in einer Linie mit dem Oberkörper am Ende der Bewegung sein.

Die Diagonale

» Diese Übung fördert einen stabilen Rücken. Versuchen Sie, das Becken nach unten zu kippen, wenn Sie Arm und Bein strecken, und das Becken nach oben aufzurichten, wenn Sie sie absenken.

Ausgangsposition: Begeben Sie sich in den Vierfüßlerstand und legen Sie die Blackroll unterhalb der Kniescheiben ab. Sie können die Zehenspitzen anfangs noch auf dem Boden aufstellen. Das ist stabiler.

Bewegung: Heben Sie im Wechsel diagonal Arm und Bein gestreckt an, bis sie parallel zum Boden verlaufen. Wiederholen Sie das 15- bis 30-mal, bevor Sie eine kurze Pause einlegen. So können Sie 5–8 Durchgänge dieser Übung machen.

Endposition: Die Endposition einer Diagonale (z. B. rechter Arm und linkes Bein sind angehoben) ist dann erreicht, wenn sich Arm und Bein auf derselben Höhe wie der Oberkörper (parallel zum Boden) befinden. Stoppen Sie die Bewegung hier.

Programm für Einsteiger – bei Schmerzen

Beginnen Sie guten Gewissens langsam mit den Übungen. Die Arbeit mit den Rollouts ist neu für Ihren Körper. Geben Sie ihm einen Augenblick, sich darauf einzustellen.

Die Programme zeigen Ihnen eine kleine Auswahl für das Training Ihrer Faszien. Drei Programme befassen sich mit dem unteren Rücken, sie sind aufbauend gestaltet. Haben Sie noch keine Erfahrungen mit dem Faszientraining oder leiden Sie aktuell unter Beschwerden im Rücken, dann halten Sie den Ablauf ruhig ein – das ist dann ein guter Trainingsaufbau für Sie. Ein Kapitel widmet sich speziell dem Nacken zu, ein anfälliger Bereich des Rückens. Und im letzten Teil sollen Sie vor allem eines: sich entspannen.

Die Programme und ihr Aufbau

Programm 1 enthält einfachere und weniger belastende Übungen, die sich als Basisprogramm eignen. Das zweite Programm fordert intensiver Ihre Kraft, Körperwahrnehmung und -kontrolle sowie Ihr Stabilisationsvermögen. Das sind auch die Übungen, die Sie in der Prävention von Rückenproblemen einen großen Schritt weiterbringen werden. Das dritte Übungsprogramm steigert konsequent den Anspruch.

Kombinieren erlaubt und erwünscht!

Natürlich können Sie die Übungen der einzelnen Programme untereinander kombinieren.

Die Übungen des Basisprogramms sind so konzipiert, dass Sie sie mit größtmöglicher Kontrolle durchführen und gut variieren können. Die Übungen dienen dazu, dass Sie gezielte Effekte in Richtung Schmerzlinderung, Beweglichkeitssteigerung und mehr Körperkontrolle erreichen.

Wie Sie praktisch vorgehen

Probieren Sie die Übungen aus. Starten Sie mit 8–12 Wiederholungen bei jeder Übung und machen Sie 3–4 Durchgänge. Die Pause dazwischen sollte etwa so lange sein, wie Sie für einen Durchgang mit den 8–12 Wiederholungen benötigen. Steigern Sie die Wiederholung bei den Durchgängen langsam auf 25–35. So kommen Sie auf eine Dauer von 15 und 25 Minuten pro Training. Es sei denn, bei den Übungen steht eigens eine andere Angabe.

Sie können die Übungen auch an Ihr bisheriges Training zusätzlich ankoppeln oder Sie gönnen sich zwei separate Faszientrainingstage pro Woche. Faszientraining ergänzt alle Sportarten hervorragend.

Hinweise bei Rückenschmerzen

Achten Sie während des Workouts auf eine möglichst schmerzfreie Ausgangsstellung und Durchführung der Übungen. Die meisten Übungen können Sie in verschiedenen Ausgangspositionen (stehend oder liegend) vornehmen. Wenn Sie Ihre schmerzfreie Position kennen, nutzen Sie die auch für die Übungen – sonst testen Sie sie aus. Wenn Sie aktuell Rückenschmerzen haben, genügen zu Beginn des Trainings 6–8 Wiederholungen einer Übung. Steigern Sie diese Anzahl nur langsam. Achten Sie auf die Rückmeldungen Ihres Körpers: Haben Sie während, und auch nach, den Übungen ein gutes Gefühl und keine außerordentlichen Beschwerden, können Sie beruhigt so weiterarbeiten. Bemerken Sie jedoch stärkere Symptome nach dem Training, sollten Sie mit Ihrem Physiotherapeuten oder Ihrem Arzt Rücksprache halten.

Tipp – oben und unten: Das Rollout an der Wand oder im Türrahmen können Sie bei allen folgenden Übungen stets von oben nach unten oder von unten nach oben durchführen. Starten Sie das Rollout mit gestreckten Beinen und leiten Sie das Rollen über die Kniebeugung ein, dann rollen Sie die Faszien nach oben aus. Beginnen Sie hingegen mit gebeugten Knien und leiten das Rollout über die Kniestreckung ein, dann rollen Sie die Faszien nach unten aus.

Rollout Lendenwirbelsäule

» Rollout-Übungen im Türrahmen bieten optimale Hilfe bei akuten Rückenbeschwerden. In der Übung können Sie sich mit den Händen entweder vorn am Türrahmen abstützen oder sich oben am Türrahmen festhalten (das ist abhängig davon, wie groß Sie sind und wie lang Ihre Arme). So helfen Sie sich mit den Armen, wieder nach oben zu kommen und damit die Beine und den Rücken zu entlasten. Wenn Sie sich nach vorn abstützen, können Sie sehr gut den Druck auf die Blackroll modulieren und auch während der Übung verändern.

Ausgangsposition: Für das Rollout der Lendenwirbelsäule platzieren Sie die Blackroll oberhalb der Gesäßmuskeln im unteren Rücken. Kontrollieren Sie die Körpermitte und achten Sie darauf, dass das Becken etwas nach hinten aufgerichtet wird und die Bauchmuskeln während des Rollouts eine leichte Spannung halten. So behalten Sie während der Übung eine aufrechte Wirbelsäule und kontrollieren darüber die Belastung des Rückens.

Bewegung: Beugen Sie die Knie an und rollen Sie mit der Blackroll den Türrahmen entlang nach unten. Sie können so weit rollen, bis Sie mit der Blackroll am unteren Rippenbogen ankommen. An dieser Stelle ist die Lendenwirbelsäule zu Ende und es beginnt die Brustwirbelsäule. Sie können diese Rollout-Übung auch gerne noch in den Beginn der Brustwirbelsäule ausweiten.

Achten Sie während der Übung auf einen angenehmen Druck auf die Rolle. Den können Sie durch die Position Ihrer Füße regulieren. Möchten Sie mehr Druck, stellen Sie die Füße einfach weiter nach vorn. Dadurch wird der Oberkörper stärker nach hinten geneigt und der Druck auf die Rolle erhöht sich. Wünschen Sie weniger Druck, nehmen Sie die Füße weiter nach hinten.

Wenn Sie mit bereits gebeugten Knien beginnen, können Sie das Rollout auch von oben nach unten durchführen. Je nach Massagerichtung haben Sie einen veränderten Effekt.

Endposition: Für das Ende der Bewegung orientieren Sie sich am besten an Ihrem unteren Rippenbogen, wo die Lendenwirbelsäule endet. Stoppen Sie an dieser Stelle und rollen Sie in die Ausgangsposition zurück. Beugen Sie die Knie während der Übung bitte nicht unter 90 Grad. Sie können auch gerne an einer Stelle etwas länger Druck ausüben und diese damit intensiver bearbeiten.

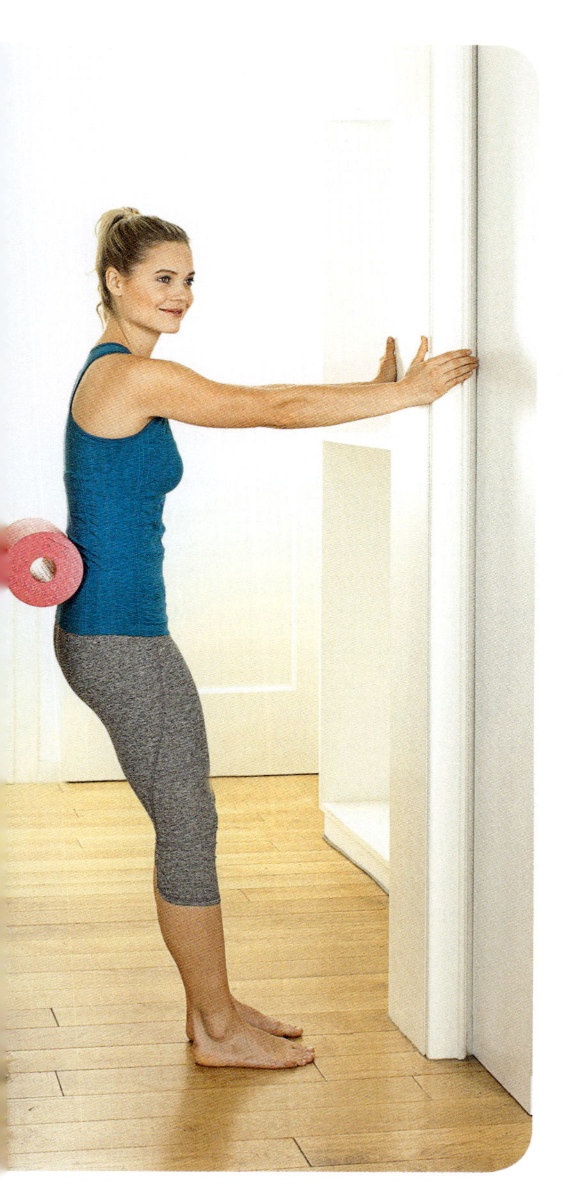

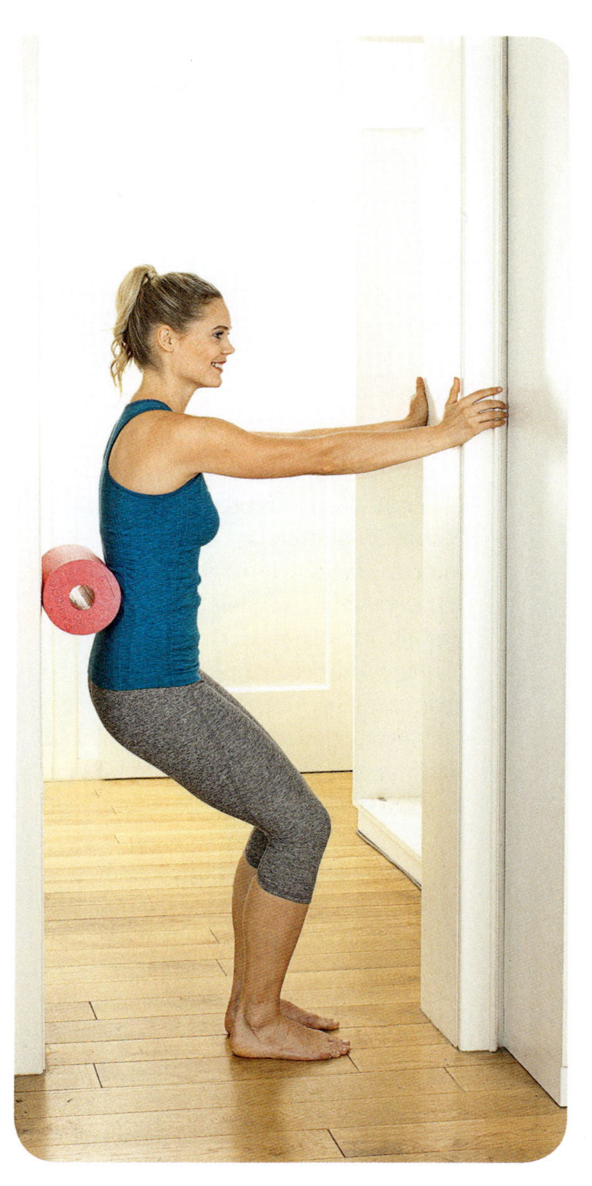

▲ Beugen Sie nur so weit, dass die Kniescheiben nicht über die Fußspitzen hinausragen.

▲ Sie können auch in der gebeugten Position beginnen und nach unten rollen.

Rollout Brustwirbelsäule

» Diese Übung ist ein Rollout für den Brustwirbelabschnitt, die Muskeln zwischen den Schulterblättern und die Rippenbereiche. Sie können diese Übung auch mit einem leicht nach rechts oder links gedrehten Oberkörper durchführen: Dann erreichen Sie mit dem Rollout eher die Rippenregion auf der rechten oder linken Seite. Weitere Variante: Wenn Sie die Arme nahezu komplett strecken, klappen die Schulterblätter etwas nach außen und geben den Raum auf die Muskeln dazwischen frei für das Rollout.

Ausgangsposition: Platzieren Sie die Blackroll knapp unterhalb der Schulterblätter im Rücken und stützen Sie sich mit den Händen vorn am Türrahmen ab. Mit den Armen können Sie den Druck und die Intensität des Rollouts steuern. Halten Sie die Bauchmuskeln leicht gespannt und richten Sie Ihr Becken etwas auf – dazu kippen Sie das Becken leicht nach hinten und reduzieren damit gleich noch eine Hohlkreuzposition.

Bewegung: Wenn Sie nun in die Knie gehen, rollen Sie die lange Rückenfaszie im Brustwirbelbereich nach oben ab. Achten Sie darauf, dass Sie die Knie dabei nicht über die Zehenspitzen hinausschieben, und behalten Sie die Bauchspannung und das aufgerichtete Becken bei.

Mit dem Druck können Sie in zwei Richtungen arbeiten: einmal mit mehr Druck bei der Rollbewegung nach unten oder mit mehr Druck nach oben. Ein verstärkter Druck nach unten kann die ausgedrückte Flüssigkeit des Fasziengewebes besser in Richtung Abfluss transportieren. Der Abfluss von Flüssigkeiten im Körper geht immer Richtung Becken, Bauch und Leiste zu den inneren Organen für die Ausscheidung.

Dennoch sollten Sie den Druck in beide Richtungen einsetzen. Wenn Sie mit bereits gebeugten Knien beginnen, können Sie das Rollout auch von oben nach unten durchführen. Die Druckrichtung des Rollouts, also ob Sie die Faszien von oben nach unten oder umgekehrt ausrollen, hat auch hier einen veränderten Effekt.

Endposition: Sie haben das Ende der Rolloutbewegung erreicht, wenn die Blackroll am oberen Rand der Schulterblätter angekommen ist. Dort spüren Sie auch, wie Sie den Druck im Rollout langsam verlieren, weshalb Sie die Bewegung stoppen und in die Ausgangsposition zurückrollen sollten. Sonst kann Ihnen die Rolle in den Nacken drücken.

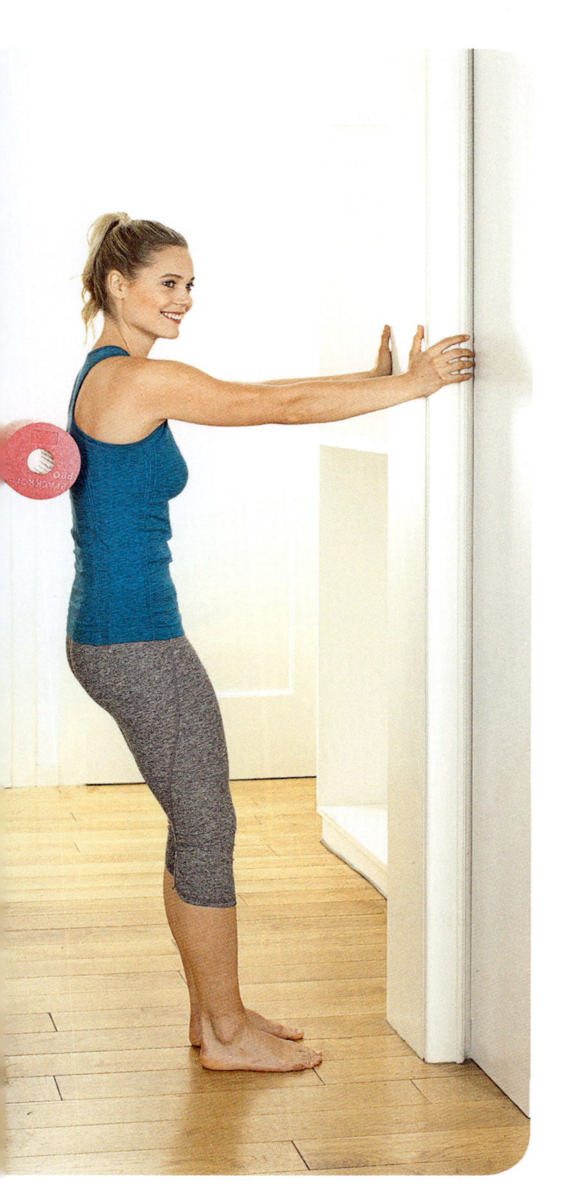

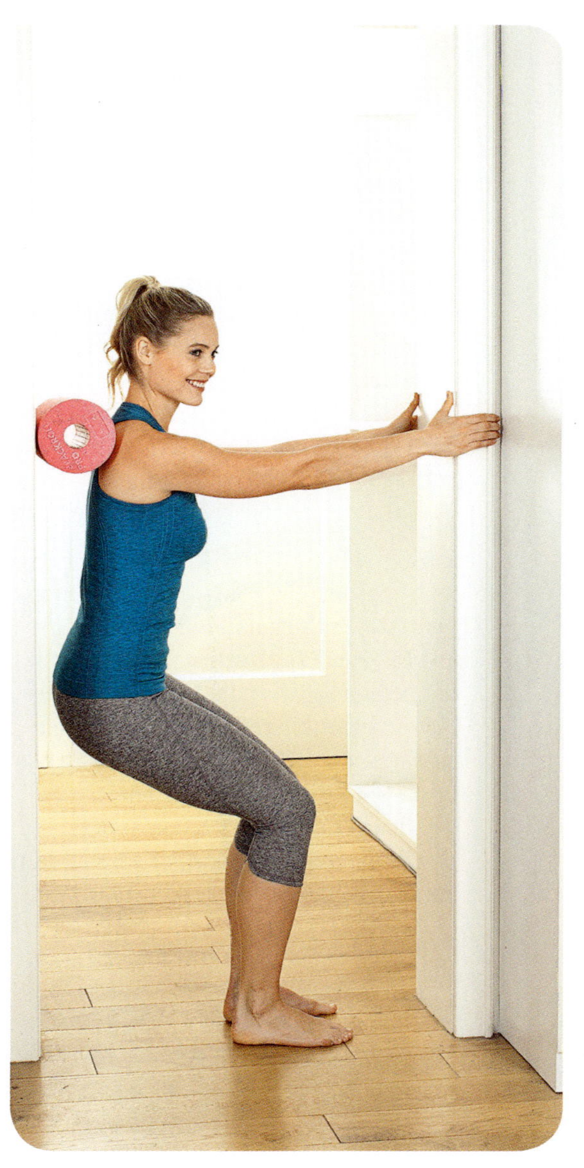

▲ Schieben Sie die Zehenspitzen nicht über die Knie hinaus.

▲ Sie können auch in der gebeugten Position beginnen und nach unten rollen.

Rollout Gesäß

» Diese Rollout-Übung wirkt effektiv auf den Übergang zwischen Lendenwirbelsäule und Becken und die dort sitzende Gesäßmuskulatur. Im oberen Bereich des Beckens finden sich die Ansätze der »langen Rückenfaszie« (Fascia thoracolumbalis, Seite 15), die einen großen Einfluss auf Rückenschmerzen haben kann – sie neigt dazu, in diesen Bereichen zu verdicken und ihre eigentlich sortierte Struktur zu verlieren. Diese Veränderungen kosten Elastizität und die Faszie wird im Laufe der Zeit anfälliger für Verletzung und Schmerz. Im unteren Drittel der Gesäßmuskulatur verlaufen auch Nervenfasern des Ischiasnervs. Versuchen Sie, mit dieser Rollout-Übung beide Bereiche zu bearbeiten. Setzen Sie dazu einfach den Schwerpunkt des Rollouts einmal nach oben auf das Becken und das andere Mal nach unten auf das Gesäß.

Ausgangsposition: Sie stehen im Türrahmen, stützen sich mit den Händen vorn ab und platzieren die Blackroll in einem der beiden Schwerpunktgebiete (oberes Becken oder unteres Gesäß). Wiederum sind eine Bauchspannung und die aktive Beckenkontrolle wichtig. Wenn Sie den Oberkörper nach vorn neigen (oder über den direkten Druck der Arme), verändern Sie Druck und Intensität der Übung.

Bewegung: Rollen Sie von unten (Gesäßmuskulatur) bis an die Oberkante des Beckens in Richtung Lendenwirbelsäule. Dazu beugen Sie die Knie wieder an und halten während des Rollouts die Spannung der Bauchmuskeln für eine stabile Körpermitte.

Durch das Kippen des Beckens nach vorn (dabei geht die Lendenwirbelsäule etwas in eine »Hohlkreuzposition«) können Sie den Druckeffekt auf die Gesäßmuskulatur noch verstärken. Ebenfalls können Sie die Intensität des Rollouts durch den direkten Druck der Arme kontrollieren.

Wenn Sie mit bereits gebeugten Knien beginnen, können Sie das Rollout auch von oben nach unten durchführen. Passen Sie den Druck immer an.

Endposition: Sie haben das Ende der Bewegung erreicht, wenn die Blackroll kurz vor dem Übergang zur Lendenwirbelsäule liegt. Stoppen Sie an dieser Stelle und rollen Sie in die Ausgangsposition zurück. Wenn Sie den Oberkörper weiter nach vorn beugen und das Becken ebenfalls mitnehmen, können Sie das Rollout auf den Anfang der Oberschenkelrückseite ausdehnen und von dort beginnen.

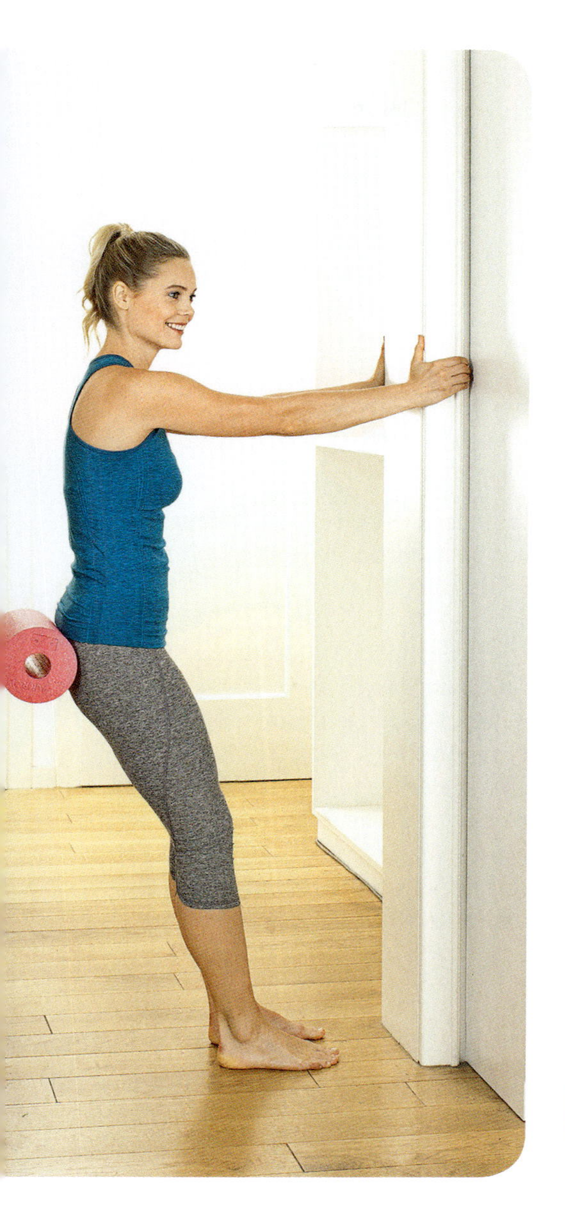

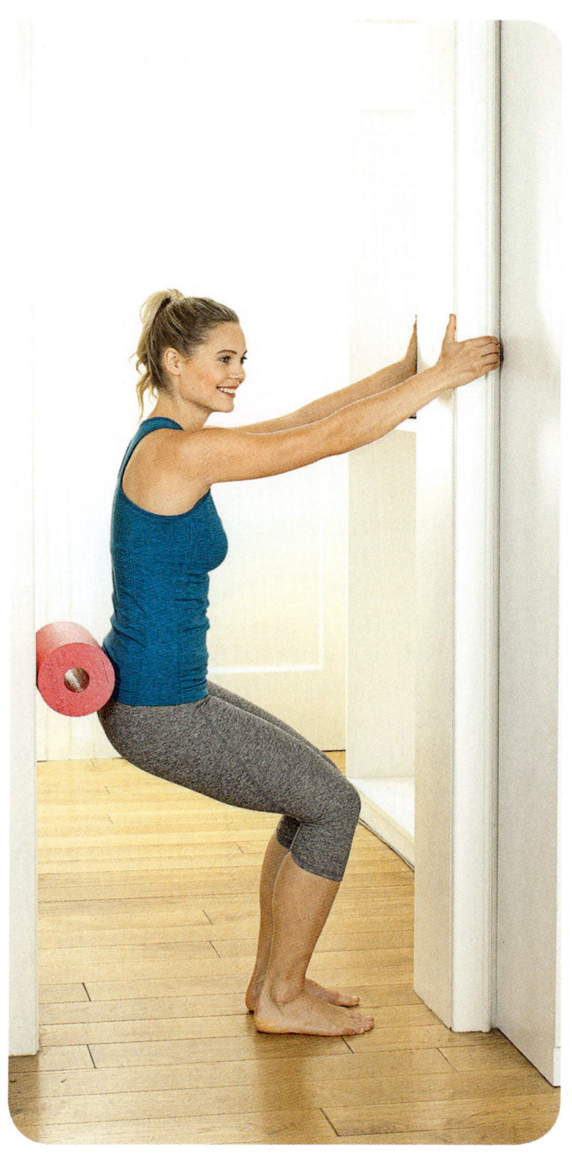

Sie können den Druck verstärken, indem Sie das Becken bewegen oder den Druck über Arme und Hände regulieren.

Sie können auch in der gebeugten Position beginnen und nach unten rollen.

Lendenwirbelsäule beugen

» Wenn die Beugung der Lendenwirbelsäule Sie angenehm entlastet, sollten Sie diese Übung ausprobieren. Indem Sie das Bein anheben, bringen Sie die Lendenwirbelsäule und das Becken in eine gebeugte Ausgangsposition. Das reduziert meist den Druck in der Wirbelsäule und auch eventuelle Schmerzen. Zudem dehnen Sie den unteren Anteil der Rückenfaszie etwas vor, was das Rollout intensiver macht. Bei der intensiven Variante drücken Sie die Faszie verstärkt aus, das steigert den Stoffwechsel in der Faszie. Das ist vor allem wichtig, wenn Sie sich aktuell regenerieren – etwa von einer Verletzung oder einem Eingriff.

Ausgangsposition: Sie positionieren die Blackroll in der Lendenwirbelsäule, am oberen Beckenrand (am Übergang von Becken, Kreuzbein, zur Lendenwirbelsäule). Nun nehmen Sie ein Bein nach oben. Sie können das Bein mit beiden Händen oder einer Hand festhalten. Zudem können Sie den Fuß des angehobenen Beins vorn am Türrahmen abstützen. Wenn Sie das angehobene Bein beugen, wird das Becken nach hinten aufgerichtet. Spannen Sie wieder Ihre Bauchmuskeln etwas an.

Bewegung: Beugen Sie das Standbein an und lassen Sie die Blackroll nach oben durch Ihre Faszien rollen. Passen Sie den Druck der Rolle über Arme oder Bein an. Wenn Sie mit bereits gebeugten Knien beginnen, können Sie das Rollout auch von oben nach unten durchführen. Wieder ist der Effekt ein anderer.

Endposition: Die Endposition ist bei dieser Übung durch das Anbeugen eines Beins etwas eingeschränkt. Sie beginnt, wenn die Kniescheibe davorsteht, sich über die Zehen hinauszuschieben. Stoppen Sie und rollen Sie zurück.

Intensität steigern: Stellen Sie das Standbein ebenfalls nach vorn in die untere Ecke des Türrahmens. Stützen Sie sich mit den Zehen am Türrahmen ab. So bekommt der gesamte Körper eine Neigung nach hinten und drückt mit mehr Kraft in die Rolle. So können Sie den Druck je nach Bedarf anpassen.

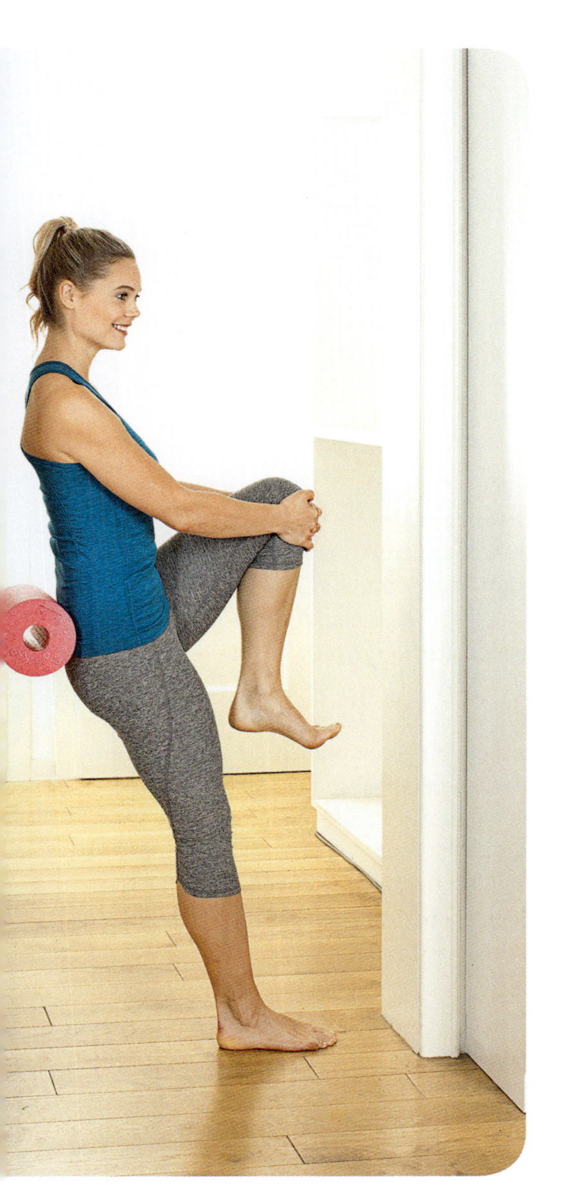

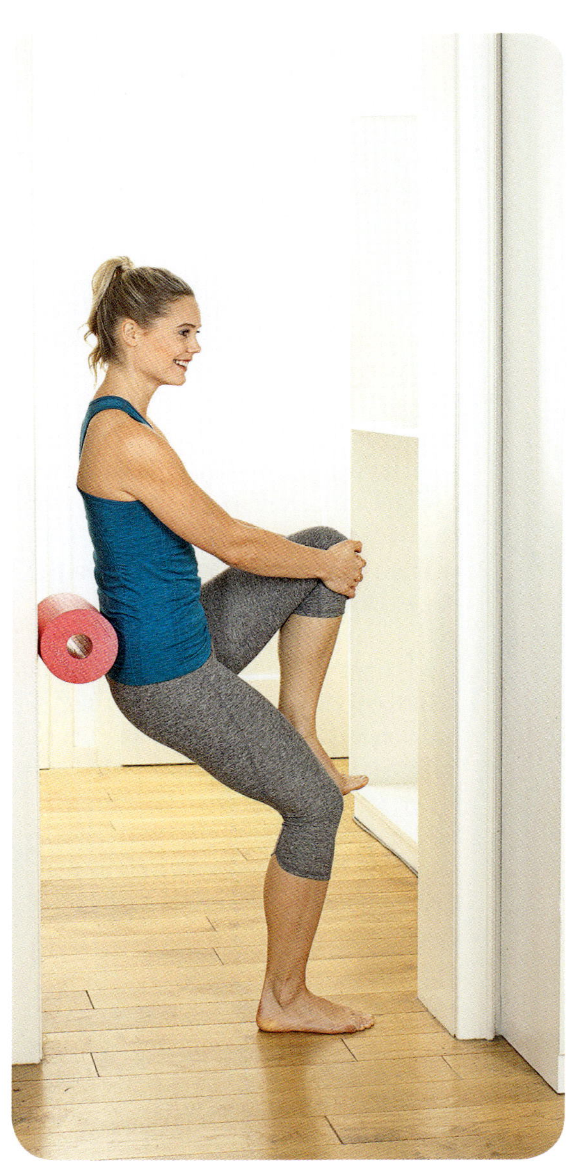

Helfen Sie sich anfangs selbst, indem Sie das erhobene Bein festhalten.

Auch können Sie sich mit dem Fuß des angehobenen Beins noch am Türrahmen abstützen.

Rollout obere Rückenfaszie

» Das ist das Rollout für den oberen Abschnitt der Rückenfaszie – den Brustwirbelabschnitt. Auch dabei kann Sie eine veränderte Becken- und Hüftposition bei beschwerdefreiem Bewegen unterstützen.

Ausgangsposition: Legen Sie die Blackroll an der Unterkante der Schulterblätter. Heben Sie ein Bein nach oben an und beugen Sie es in Hüfte und Kniegelenk. Wiederum können Sie das angebeugte Bein mit den Händen am Knie halten und den Fuß am Türrahmen abstützen. Alternativ können Sie die Hände an den Türrahmen stützen, um die Druckwirkung der Blackroll zu verstärken.

Bewegung: Wenn Sie das Knie des Standbeins beugen, geht die Rollbewegung nach oben. Geben Sie dabei mehr Druck auf die Rolle »auf dem Hinweg« und entlasten Sie den »Rückweg«. Halten Sie während des Rollouts die Bauchspannung und kontrollieren Sie die Position des Beckens. Es sollte etwas nach hinten aufgerichtet gehalten werden. Wenn Sie mit bereits gebeugten Knien beginnen, können Sie das Rollout auch von oben nach unten durchführen, was den Effekt verändert.

Endposition: Das Ende der Rolloutbewegung haben Sie an der Oberkante des Schultergürtels erreicht (an der Oberkante der Schulterblätter). Stoppen Sie an dieser Stelle und rollen Sie in die Ausgangsposition zurück.

Rollout untere, lange Rückenfaszie: Sie stehen hüftbreit, haben die Rolle im Lendenbereich positioniert, Ihre Knie sind leicht gebeugt. Beugen Sie die Knie weiter (nicht mehr als 90 Grad) und rollen Sie den Rücken nach oben ab. Den Druck können Sie über den Abstand der Füße zur Wand verändern.

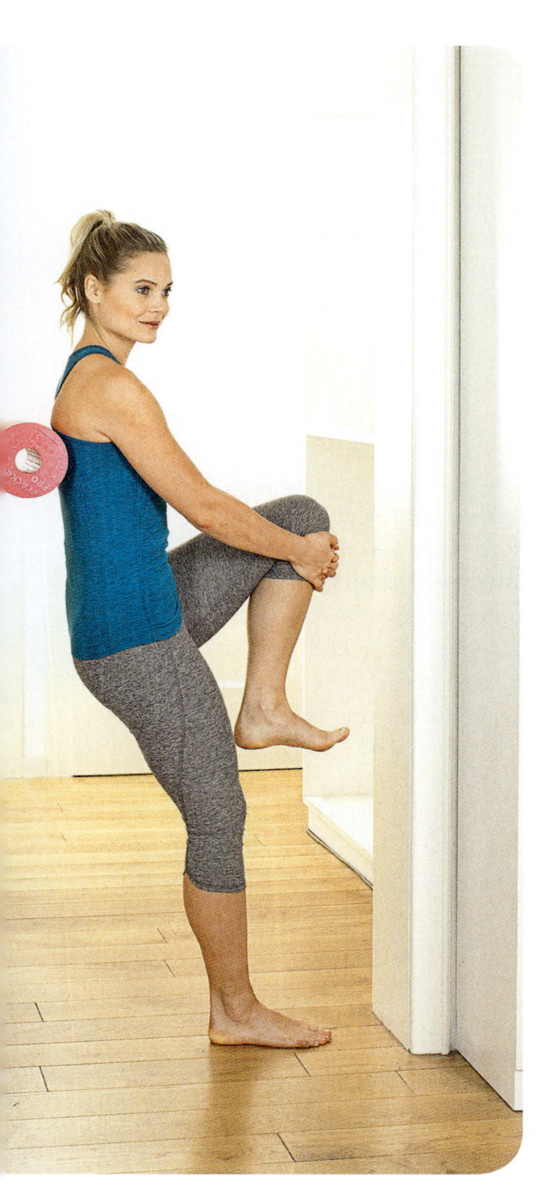

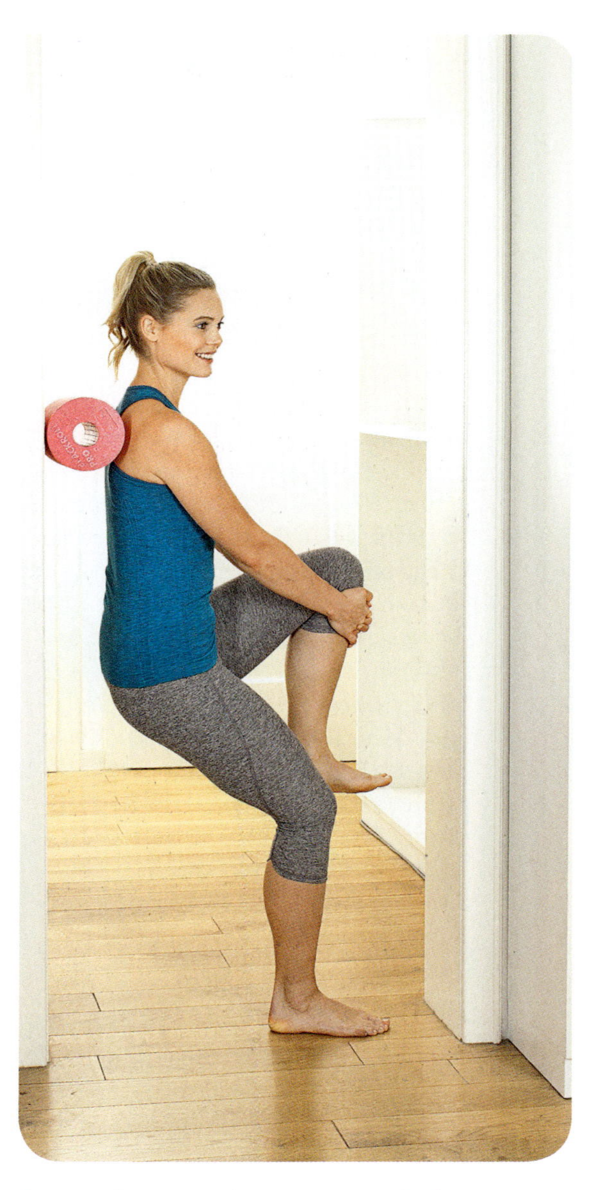

⬆ Variieren Sie durchaus den Druck auf die Rolle – fester hin, lockerer auf dem Rückweg.

⬆ Kontrollieren Sie die Körpermitte durch die Rumpfspannung.

Rollout seitliche Faszienkette

» Das Rollout für die seitliche Faszienkette (»Lateralline«, Seite 17) bringt Ihnen Vorteile für seitliche Bewegungsabläufe der Wirbelsäule und der Rumpfs. Dazu gehört z. B. das Drehen oder seitliche Bücken. Auch bei dieser Übung kann es eine Hilfe sein, wenn Sie die Bewegung anfangs am Türrahmen mit einem Arm unterstützen.

Ausgangsposition: Sie stehen seitlich im Türrahmen und positionieren die Blackroll an Ihrer Körperseite, zwischen Rippen und Türrahmen. In dieser Position können Sie über die Rolle verschiedene Körperbereiche erreichen. Beginnen Sie knapp oberhalb des Beckenknochens. Der Abstand Ihrer Füße zum Türrahmen, also die Neigung Ihres Körpers zur Rolle hin, bestimmt die Druckintensität: Je weiter die Füße vom Türrahmen entfernt sind, desto intensiver ist der Druck während des Rollouts. Halten Sie eine angemessene Bauchspannung, um die Körpermitte zu stabilisieren – so vermeiden Sie Fehlbelastungen der Wirbelsäule. Hinsichtlich der Fußstellung haben Sie zwei Möglichkeiten: Sie können die Füße nebeneinander aufgestellt halten oder Sie gehen in eine Schrittposition (ein Fuß vorn, der andere hinten).

Bewegung: Wenn Sie das Knie des Standbeins beugen, rollen Sie die Faszien nach oben aus. Achten Sie während des Rollouts anfangs immer auf eine aufrechte Körperposition und auf Stabilität in der Körpermitte (Bauchspannung). Wenn Sie mit bereits gebeugten Knien beginnen, können Sie das Rollout auch von oben nach unten durchführen. Dazu strecken Sie dann einfach die gebeugten Knie und die Rollbewegung findet dann nach unten statt.

Endposition: Schieben Sie die Knie bei der Beuge nicht über die Zehenspitzen hinaus vor. Der erste Teil der Bewegung ist zu Ende, wenn die Rolle am Rippenbogen ankommt.

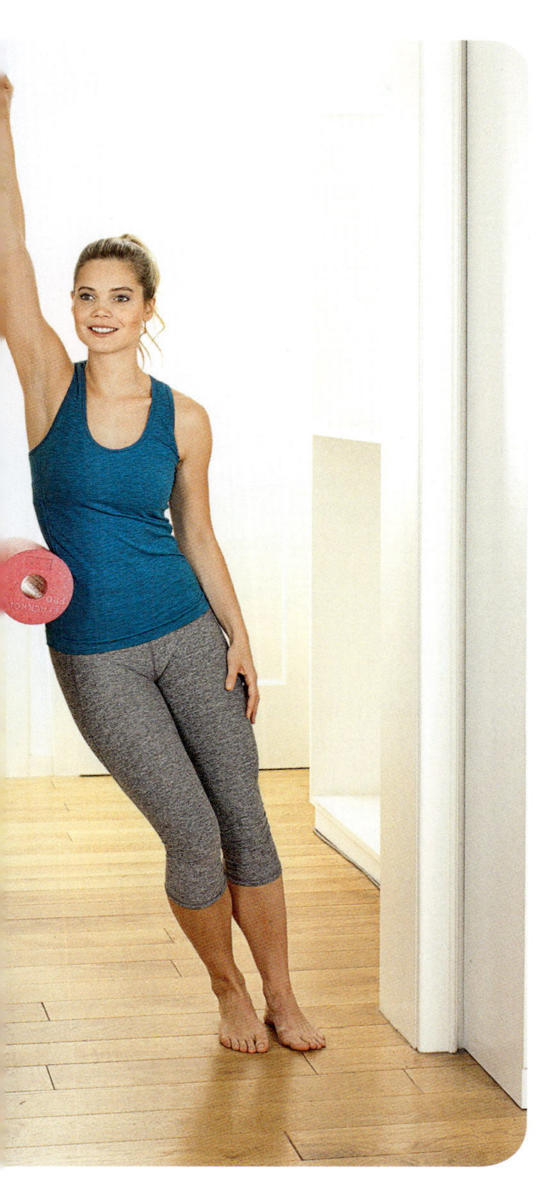

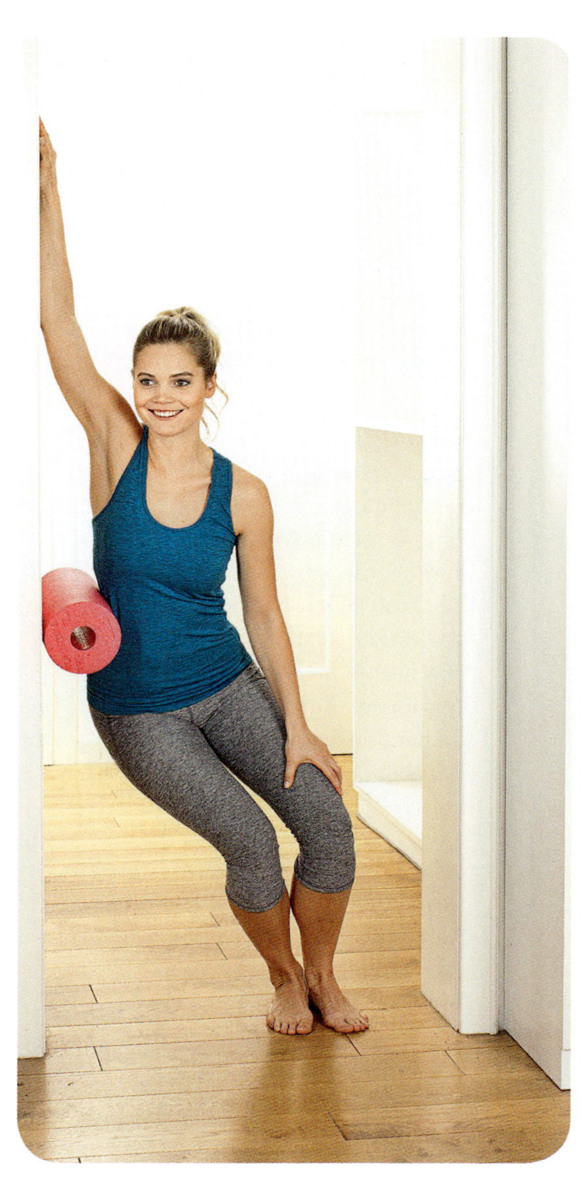

▲ Bestimmen Sie die Intensität der Übung darüber, wie viel Druck Sie auf die Rolle geben.

▲ Kontrollieren Sie die Rolle während der Bewegung.

Ileosakralgelenk mobilisieren

» Positionieren Sie die Blackroll horizontal hinter dem Kreuzbein; das bietet eine ideale Möglichkeit, das Kreuzdarmbeingelenk (ISG) ein bisschen zu mobilisieren. Das ISG ist für vielfältig mitverantwortlich dafür, dass Schmerzen in der Rückenregion entstehen, und sollte in keiner Behandlung und in keinem Training vernachlässigt werden. Am Kreuzbein laufen viele Faserzüge der Faszienketten zusammen – und deshalb lassen sich genau an dieser Stelle die Faszien sehr gut beeinflussen.

Ausgangsposition: Stellen Sie sich mit dem Rücken zum Türrahmen, positionieren Sie die Blackroll in horizontaler Richtung zwischen Kreuzbein (Becken) und dem Türrahmen. Die kurzen Seiten der Blackroll liegen also am Türrahmen und am Rücken an. Das Becken können Sie etwas nach hinten aufrichten, stabilisieren Sie Ihre Körpermitte wieder mit einer moderaten Spannung der Bauchmuskeln. Darüber kontrollieren Sie die Position der Rolle.

Bewegung: Nun führen Sie eine sehr kleine Drehbewegung des Beckens aus: Sie bewegen immer im Wechsel eine Beckenseite (rechts/links) nach vorn und heben diese Seite so kurz von der Rolle ab. Wichtig ist dabei, dass die Rolle nicht wegkippt. Sie müssen die Blackroll kontrollieren. Das lässt auch nur eine kleine Bewegung zu. Das ISG ist zudem ein Gelenk, das sowieso nur begrenzt beweglich ist. Deshalb reicht diese »Minibewegung« zur Mobilisation völlig aus. Kontrollieren Sie die Körpermitte und die Stellung des Beckens während der Bewegung.

Endposition: Sie bringen immer im Wechsel eine Beckenseite nach vorn – und entlasten damit den Druck auf dieser Seite. Bringen Sie die Beckenseiten nur wenig von der Rolle weg und erhöhen Sie den Druck auf der Gegenseite.

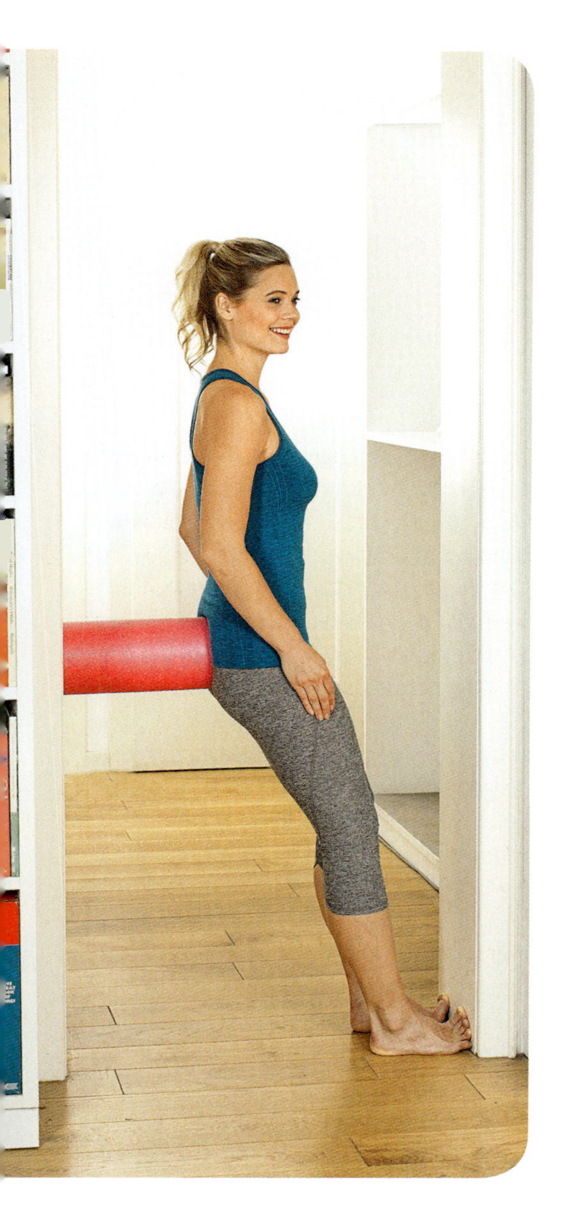

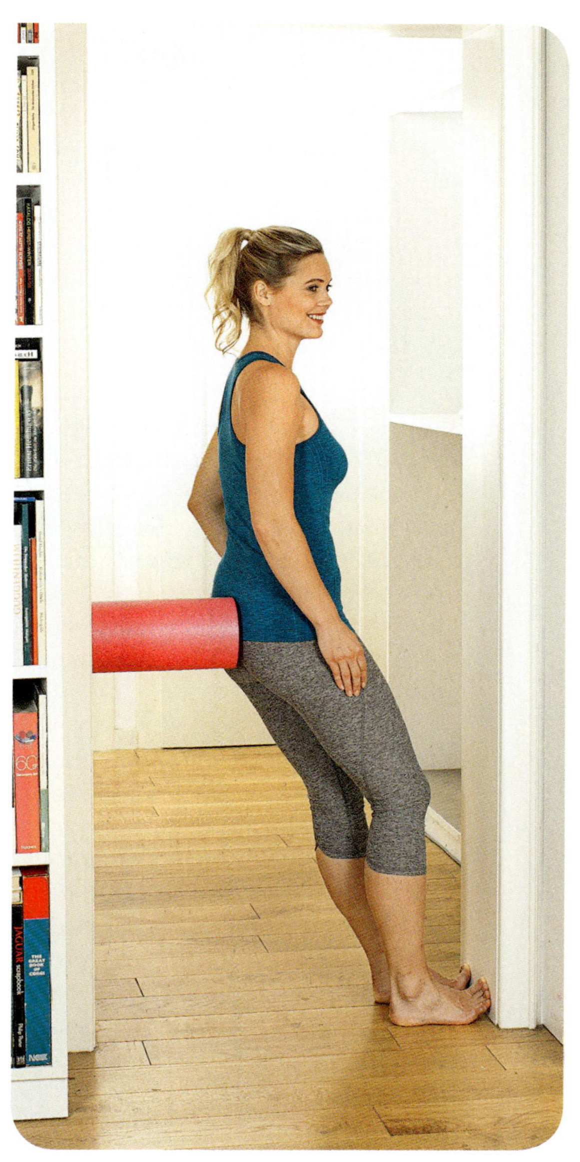

Bleiben Sie klein in der Bewegung – das ISG lässt nur ein bisschen Bewegung zu.

Variieren Sie den Druck – falls nötig auch mit Hilfe der Arme am Türrahmen.

Rücken quer ausrollen

» Drehbewegungen haben den Vorteil, dass Sie damit die Rückenfaszien einmal quer zum Faserverlauf ausrollen können. Dieses Rollout verbindet die Rückenfaszie (»Backline«, Seite 15) mit den seitlichen Faszienzügen (»Lateralline«, Seite 17). Um sie zu bearbeiten, braucht es tatsächlich nur kleine Bewegungen. Sie können auch den Gesäßanteil der Faszien mit in diese Übung einbauen, indem Sie die Rolle etwas in den Gesäßbereich positionieren.

Ausgangsposition: Sie platzieren die Blackroll vertikal (längs nach oben verlaufend) hinter dem Rücken gegen den Türrahmen. Halten Sie die Knie in einer leicht gebeugten Stellung und stabilisieren Sie die Körpermitte mithilfe der Bauchmuskelspannung. Die Arme sollten Sie vor dem Oberkörper verschränkt halten.

Bewegung: Bauen Sie mit dem Oberkörper einen leichten Druck gegen die Rolle auf. Dabei müssen Sie die Rolle kontrollieren – sie darf Ihnen nicht davonrollen. Drehen Sie nun den gesamten Oberkörper (gegen die Rollbewegung der Blackroll) nach rechts und links. Wichtig zur Bewegungskontrolle ist dabei eine stabile Körpermitte. Das gewährleistet, dass keine Fehlbelastungen auftreten und dass Sie die Rolle während der gesamten Bewegung kontrollieren. Beginnen Sie mit langsamen und kontrollierten Bewegungen. Steigern Sie das Tempo erst dann, wenn Sie die Bewegung »im Griff haben«. Alternativ können Sie diese Übung auch an einer Wand durchführen.

Endposition: Wenn die Rolle an der Körperseite ankommt, ist die Bewegung zu Ende. Stoppen Sie an dieser Stelle und rollen Sie in die Ausgangsposition bis vor die Wirbelsäule zurück.

Rollout für die Brustwirbelregion: Darüber mobilisieren Sie gleichzeitig die Beugung und Streckung der Abschnitte der Brustwirbelsäule.

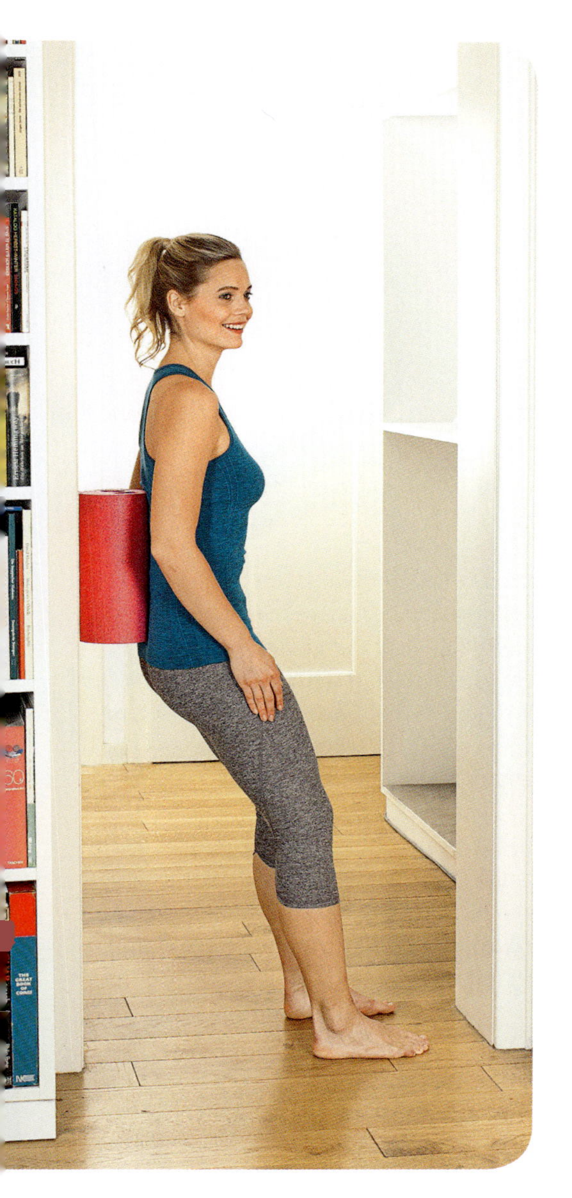

⬘ Knie sind leicht gebeugt, Körpermitte ist stabil.

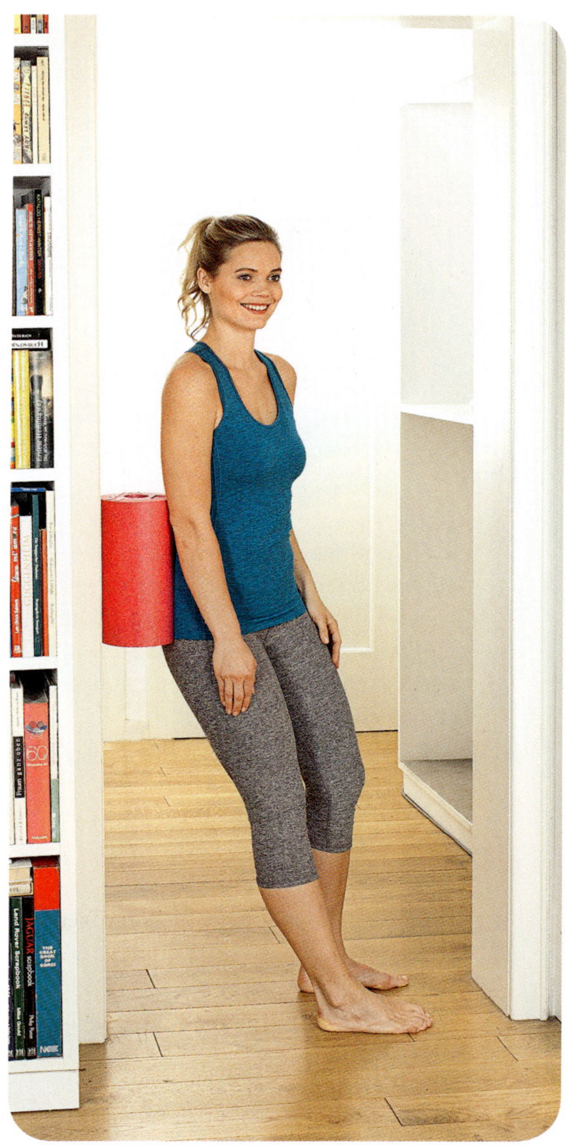

⬘ Beginnen Sie langsam – es ist nicht ganz so einfach, die Blackroll unter Kontrolle zu bringen.

Training bei leichten Beschwerden

In der zweiten Übungsreihe lernen Sie neue Übungen kennen, die Sie über die Aspekte Kraft, Koordination und Stabilität weiter herausfordern werden.

Die Übungen sind etwas intensiver und stellen höhere Ansprüche an Ihre körperlichen Fähigkeiten. Dafür bringen Ihnen die Übungen neue Vorteile bei der Prävention und lösen neue Anpassungsreaktionen aus.

Wie funktioniert eigentlich Training?

Unser Organismus passt sich auf Trainingsreize immer wieder an neue Situationen an. Dadurch werden unsere Muskeln kräftiger und ausdauernder, die Gelenke und Faszien elastischer und beweglicher und das ganze komplexe System funktioniert reibungsfreier. Um diese Anpassungen auszulösen, nehmen wir die Trainingsstrapazen überhaupt erst auf uns! Unser Gedanke ist ja: Mit einem Training muss es vorwärts- und damit mit der Leistungsfähigkeit aufwärtsgehen. Unser Körper dankt es und reagiert gleichzeitig so: Hat er sich einmal an ein Training gewöhnt, reichen die bekannten Reize nicht mehr aus, um weitere Anpassungen – also Verbesserungen – zu erzielen, es müssen neue Reize her.

Diese Reize sind z. B. neue Übungen, auch eine veränderte Reihenfolge der bisherigen Übungen. In jedem Fall muss sich das Training verändern, um weitere Erfolge zu feiern.

Bleiben Sie variabel

Deshalb: Tun Sie das Unerwartete! Überraschen Sie Ihren Körper. Wiederholungszahlen abzuwandeln oder ein bis zwei zusätzliche Durchgänge bei den bisherigen Übungen bringen z. B. neue Trainingsreize. Wir, also unser Körper, sind

gewissermaßen leicht zu irritieren. Achten Sie bei Ihrem Training im einen Fall mehr auf den Einsatz der Kraft, im anderen Fall mehr auf die Stabilisation der Körpermitte. Auch wenn Sie sich auf diese einzelnen Aspekte des Trainings konzentrieren, bringt das neue Reize für Ihren Körper.

Das zweite Programm

Der zweite Trainingsblock beansprucht die Muskulatur des gesamten Körpers und alle Anteile des Fasziensystems – zur Stabilisation oder zum direkten Bewegen. Bedenken Sie dabei: Die Wirbelsäule ist als Achsenorgan das verbindende Element zwischen Armen und Beinen. Beide Bereiche, Arme und Beine, wirken dabei als Hebel, deren Bewegungen unsere Wirbelsäule und die Rumpfmuskeln kompensieren, und vor allem kontrollieren, müssen. Immer wenn sich die Arme oder die Beine bewegen, aktivieren sich die stabilisierenden Muskeln der Wirbelsäule als »Gegenmaßnahme«. Nur wenn alle Strukturen der Wirbelsäule gut zusammenspielen, kann der Körper sich auf Dauer stabilisieren und die herrschenden Kräfte zähmen – und zwar ohne dass es zu Fehlbelastungen und Funktionsstörungen kommt. Die Faszien wirken bei dieser Kontrolle der diversen Hebelkräfte mit und sie verteilen die einwirkenden Kräfte auf andere Strukturen. Dreh- und Angelpunkt dabei ist: die Elastizität der Faszien. Verdickte und verklebte Faszienfasern erschweren eine normale Funktion und führen häufig zu dauerhaften, schmerzhaften Zuständen.

Hinweise bei Rückenschmerzen: Bei Rückenschmerzen sollten Sie immer auch ein paar der einfacheren Übungen aus dem ersten Übungsprogramm miteinbauen. Achten Sie wieder auf Möglichkeiten der Entlastung und steigern Sie das Faszientraining langsam und kontrolliert. Reduziert sich das Schmerzniveau weiter, können Sie die Intensität der Übungen steigern, indem Sie die Anzahl oder die Zahl der Durchgänge erhöhen.

Generell gilt: Beginnen Sie mit einer kontrollierten Anzahl an Wiederholungen. Empfohlen seien Ihnen 3–4 Durchgänge von jeder Übung mit 8–15 Wiederholungen. Diese Anzahl können Sie mit der Zeit auf 6 × 15–25 Wiederholungen steigern.

Füße aktivieren

» Mit dieser Übung bringen Sie Ihre Plantarfaszie (Faszie an der Fußsohle) wieder in Schwung. Die Einflüsse der Fußsohlenfaszie gehen über Muskel- und Faszienketten bis in den Lendenbereich und können bei bestehenden Rückenbeschwerden viel Erleichterung und Entlastung bringen – sofern Sie sie trainieren. Diese Übungen können Sie auch ohne großen Aufwand im Alltag einsetzen. Nehmen Sie dazu einfach einen Tennisball oder einen Igelball mit zur Arbeit oder nutzen Sie diese Übung zu Hause zwischendurch.

Ausgangsposition: Die Füße sind etwas weiter als beckenbreit aufgestellt. Nehmen Sie einen Fuß so auf die Blackroll, dass Sie die Rolle vor- und zurückbewegen können. Eine stabile Körpermitte (Bauchmuskeln anspannen!) gewährleistet eine sichere Durchführung der Bewegung und hilft Ihnen dabei, das Gleichgewicht während des Rollouts zu halten. Die Knie sind leicht gebeugt – das macht das Kniegelenk beweglicher.

Bewegung: Rollen Sie so weit nach hinten, dass vermehrt Ihr Vorfuß auf der Rolle liegt. Nun verlagern Sie das Körpergewicht auf die Blackroll und rollen mit dem Fuß (mit Druck auf die Rolle) nach vorn und zurück. Diesen Bewegungsablauf wiederholen Sie mehrfach. Sie können das Rollout auch umgekehrt durchführen (von der Ferse zum Vorfuß).

Endposition: Das Ende des Rollouts ist dann erreicht, wenn sich der Fußkontakt durch die Rollbewegung auf die Ferse verlagert hat. Stoppen Sie an dieser Stelle und rollen Sie in die Ausgangsposition zurück.

Variation: Sie können auch einen Igel- oder Tennisball benutzen, ihn im Alltag z. B. unter Ihren Schreibtisch legen und die Übung damit durchführen. Einfach zwischendurch …

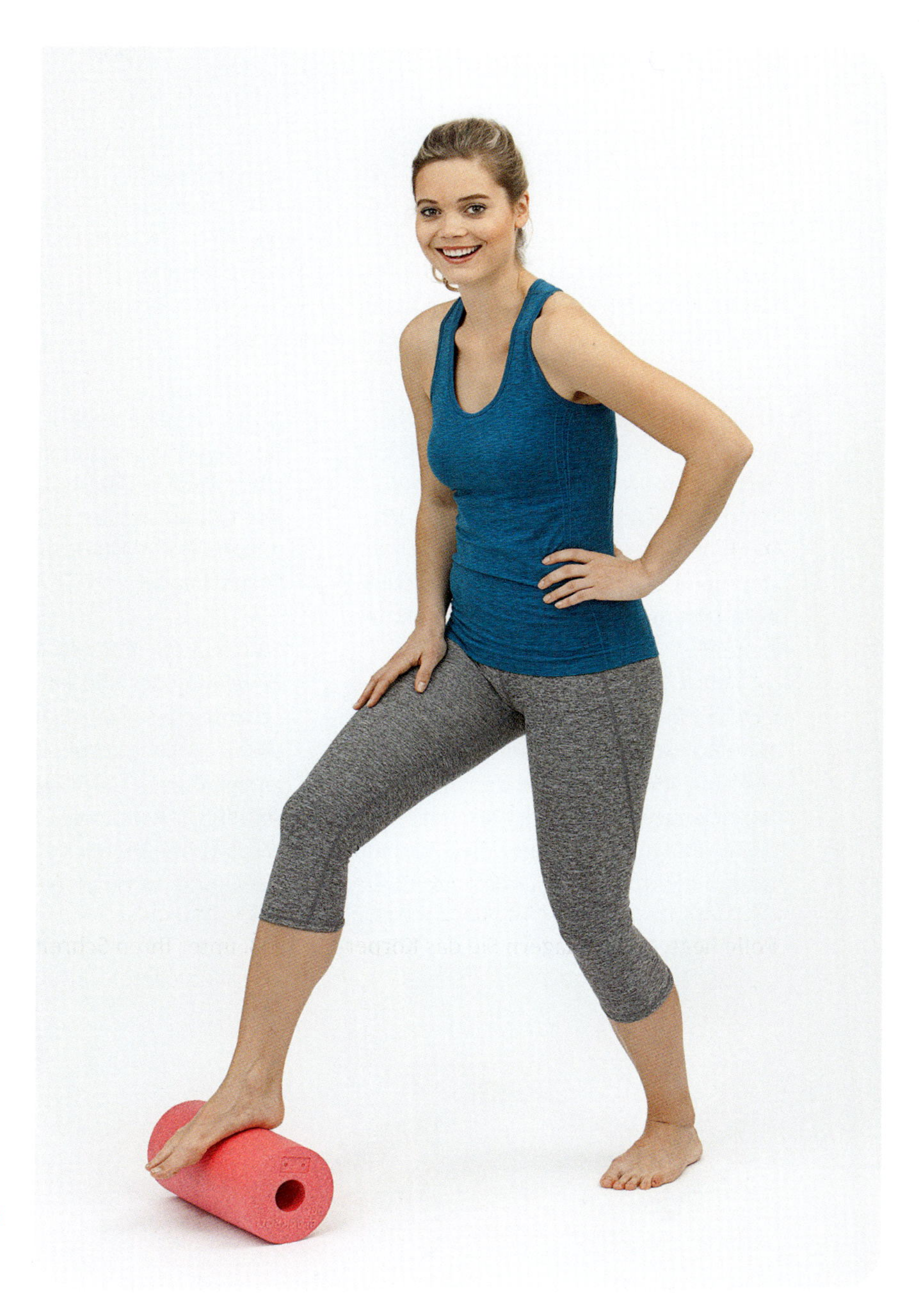

» Ein Rollout der Fußsohle ist angenehm und effektiv.

Rollout Gesäß

» Ein Rollout der Gesäßregion liefert Ihnen die Verbindung der Rumpffaszien zu den Beinfaszien und überbrückt diese Regionen über das Becken. Viele Störungen der Lendenwirbelsäule liegen in dieser zentralen Region, in der Muskeln, Faszien, Nerven und Gelenke bestmöglich zusammenarbeiten müssen. Einfach, damit Ihr Körper reibungs- und störungsfrei in Alltag, Arbeit und Sport funktionieren kann.

Ausgangsposition: Setzen Sie sich bequem auf die Blackroll. Nehmen Sie zuerst eine vordere Sitzposition ein. Das heißt, Sie sitzen vermehrt vor den Sitzbeinhöckern. Gerne können Sie sich mit den Händen auf dem Boden abstützen oder sich mit den Händen an den Knien halten.

Bewegungsdurchführung: Für ein effektives Rollout dieser Region beugen Sie die Knie etwas an und rollen den Gesäßbereich nach hinten aus. Das heißt, die Rolle verlagert sich hinter die Sitzbeinhöcker in Richtung der Gesäßmuskeln. Der Druck des eigenen Körpergewichts sollte für diese Faszienmobilisation ausreichen. Auch bei dieser Übung können Sie das Rollout von der anderen Seite her beginnen. Dann rollen Sie vom Gesäß zum Oberschenkel.

Endposition: Für den Anfang genügt eine Bewegung des Rollouts bis an die Oberseite der Gesäßmuskeln. Stoppen Sie an dieser Stelle und rollen Sie in die Ausgangsposition zurück. Später können Sie mit dieser Rollbewegung auch in den unteren Lendenbereich hineinrollen und die Bewegung so vergrößern.

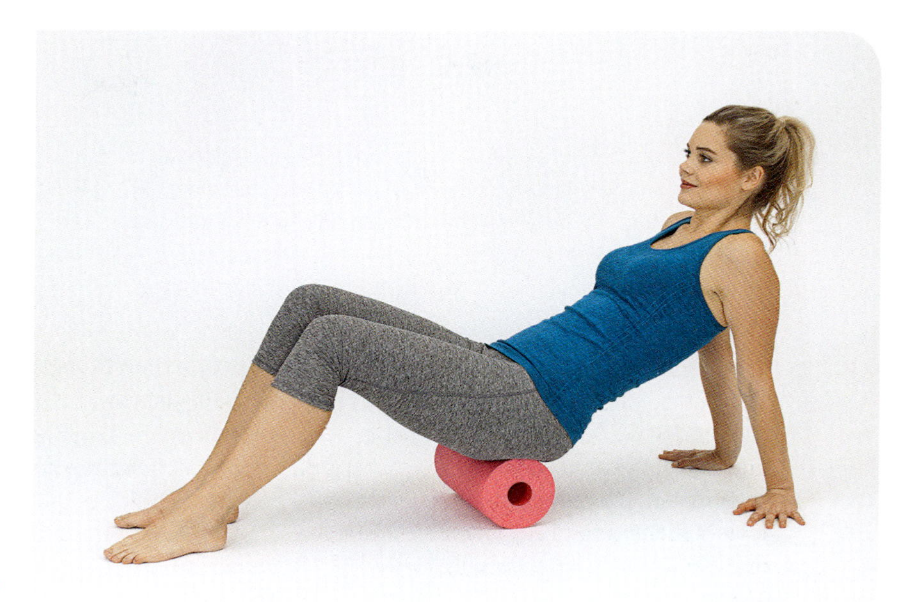

» Sitzen Sie zunächst auf den Sitzbeinhöckern, halten Sie sich mit den Händen fest.

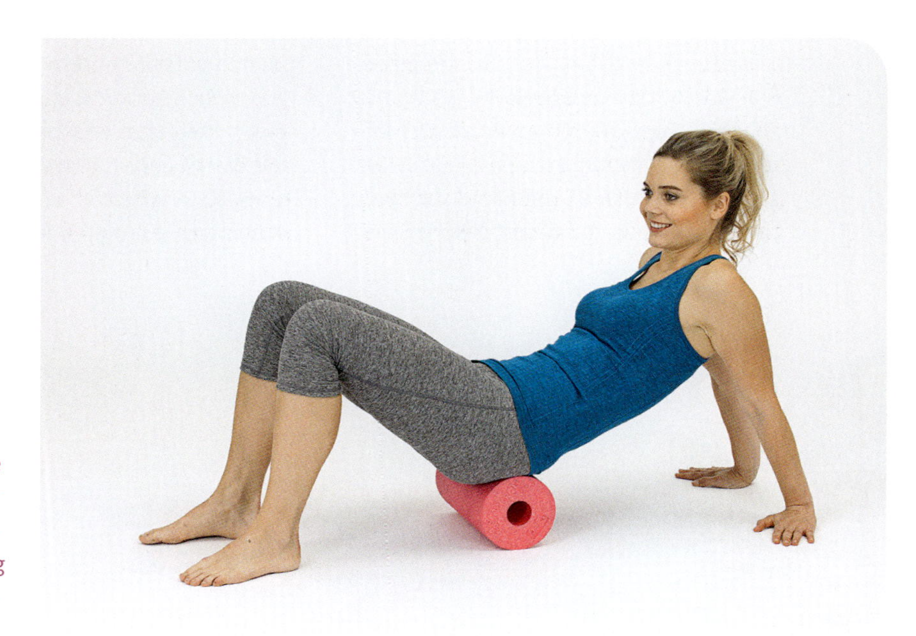

» Verlagern Sie die Rolle hinter die Sitzbeinhöcker in Richtung der Gesäßmuskeln.

Rollout Lende und Becken

» Ein intensives Rollout in Rückenlage für den Lendenwirbelbereich und den Übergang zum Becken können Sie auch mit abgestützten Armen trainieren. Damit reduzieren Sie die Hebelkräfte des Rumpfs und kontrollieren die Bewegung besser. Das Rollout wirkt sehr effektiv auf die untere Rückenfaszie (»Fascia thoracolumbalis«, Seite 15).

Ausgangsposition: Positionieren Sie die Blackroll an der Oberkante des Beckens (oberer Teil des Kreuzbeins). Die Beine sind aufgestellt und Sie können sich mit beiden Armen am Boden abstützen, um sowohl die Bewegung als auch die Intensität des Rollouts besser kontrollieren zu können. Hilfreich ist, wie eigentlich stets, leichte Bauchmuskelspannung.

Bewegungsdurchführung: Sie bewegen den Oberkörper auf der Rolle nach unten. So rollen Sie den unteren Anteil der Rückenfaszien nach oben aus. Die Knie beugen Sie verstärkt an, die Arme stützen Ihren Oberkörper und damit passen Sie die Intensität (den Druck in die Rolle) an. Natürlich können Sie diese Übung umgekehrt rollen. Dann beginnen Sie in der Lendenwirbelsäule und rollen nach unten aus.

Endposition: Sie haben zwei Möglichkeiten: Wenn Sie eine große Rollout-Bewegung machen, endet die Bewegung am unteren Rippenbogen. Stoppen Sie an dieser Stelle und rollen Sie in die Ausgangsposition zurück. Sie können auch einen kleineren Abschnitt ausrollen und die Bewegung vor dem Rippenbogen stoppen. Am besten variieren Sie zwischen großen und kleinen Bewegungen.

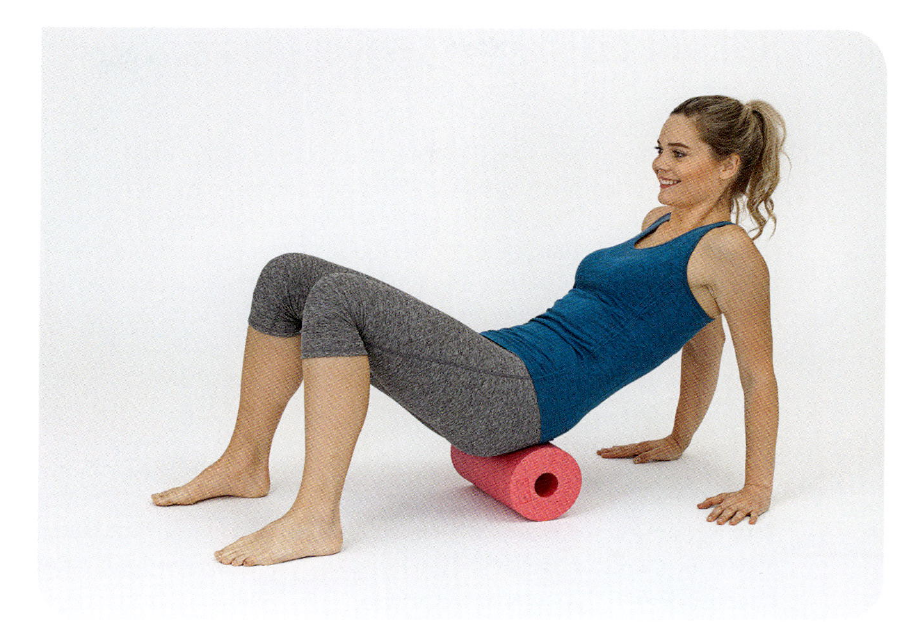

» Sie können sich mit beiden Armen am Boden abstützen, um die Bewegung besser zu kontrollieren.

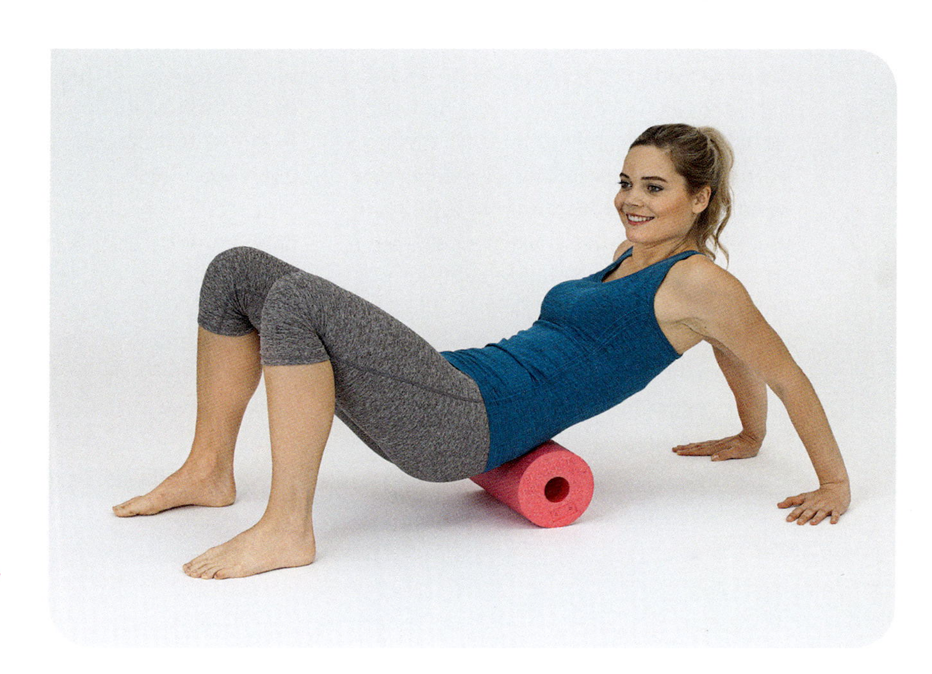

» Eine große Rollout-Bewegung am unteren Rippenbogen. Auch kleinere Bewegungen sind möglich.

Rollout obere Rückenfaszie

» Den oberen Anteil der Rückenfaszie (»Fascia thoracolumbalis«, Seite 15) erreichen Sie, wenn Sie die Blackroll weiter oben am Rücken positionieren. Das Rollout dieser Anteile des Rückens ist hilfreich, wenn Sie Beschwerden in den Wirbel-Rippen-Gelenken und den Zwischenwirbelgelenken haben. Das zeigt sich z. B. über Beschwerden im Atemrhythmus oder schmerzhaften Drehbewegungen des Oberkörpers. So erhalten Sie mehr Beweglichkeit, Elastizität und reduzieren Ihre Schmerzen. Mit dem Rollout bearbeiten Sie den Bereich zwischen unterem Rippenbogen und Oberkante der Schulterblätter.

Ausgangsposition: Legen Sie sich mit dem Rücken auf die Rolle. Dabei positionieren Sie die Rolle oberhalb des unteren Rippenbogens – dort können Sie mit dem Rollout beginnen. Stellen Sie die Füße so auf, dass Sie ausreichend Halt haben, um die Bewegung gut kontrollieren zu können und das Gleichgewicht gut im Griff zu haben. Dabei stehen die Füße etwa hüftbreit auseinander. Die Arme/Hände können Sie über Kreuz auf die Schultern und den Oberkörper ablegen – oder Sie stützen sich mit den Händen auf dem Boden ab. Auch das unterstützt Sie bei der Kontrolle der Bewegung. Zudem: Eine gute Bauchmuskelspannung erleichtert die Bewegung ungemein.

Bewegung: Sie stellen die Füße so weit nach unten, dass Sie mit dem Oberkörper noch weiter nach unten rollen können. Dann beugen Sie die Knie weiter an und kontrollieren den geraden Bewegungsablauf. So rollen Sie die Faszie von oben nach unten aus. Natürlich können Sie den Fokus der Bewegung auch in die andere Richtung setzen und von unten nach oben ausrollen.

Endposition: Das Ende der Rollout-Bewegung ist erreicht, wenn die Blackroll an der Oberkante der Schulterblätter ankommt. Stoppen Sie die Bewegung an dieser Stelle und rollen Sie zurück. Für den Rückweg drücken Sie sich mit den Beinen wieder nach oben ab und rollen in die Ausgangsposition zurück.

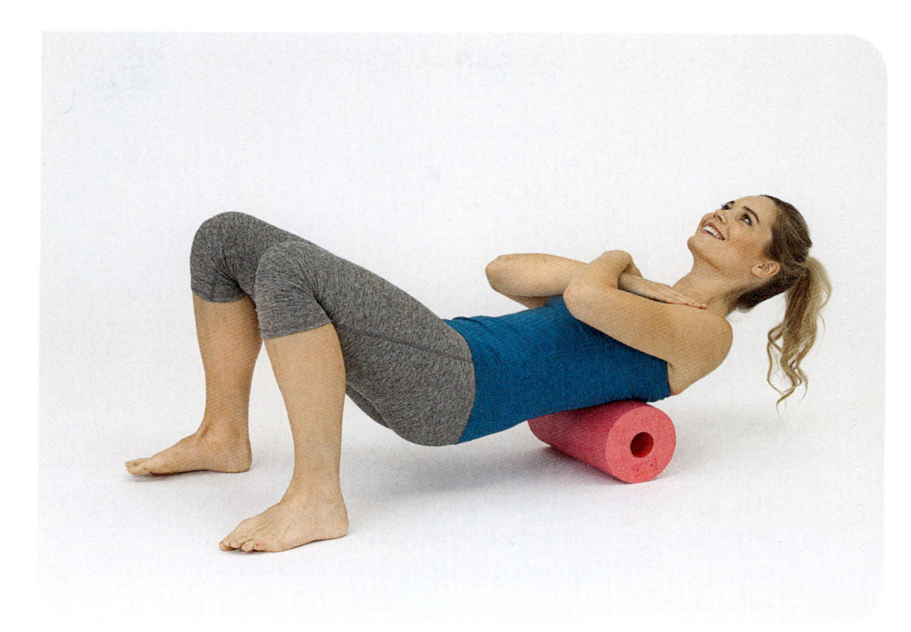

» Stellen Sie die Füße etwa hüftbreit auseinander, das erleichtert Ihnen die Kontrolle der Bewegung.

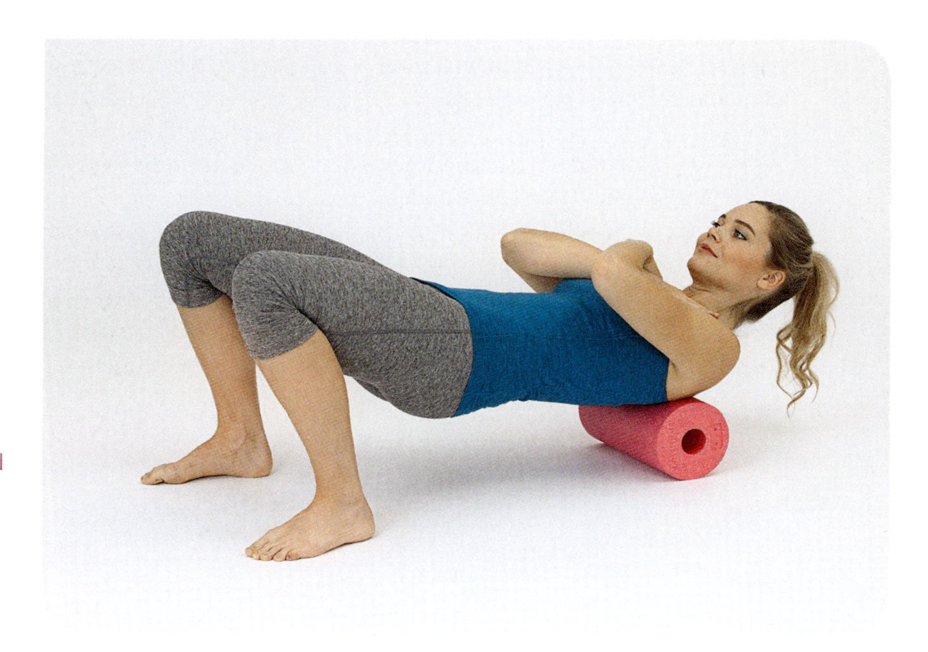

» Beugen Sie die Knie an und achten Sie darauf, dass Sie die Bewegung gerade durchführen.

Hüfte und Wirbel mobilisieren

» Einen angenehm flächigen Druck auf die Faszienstruktur bietet diese Übung. Gleichzeitig mobilisiert sie die Hüft- und Wirbelgelenke. Während der Übung können Sie auch ruhig zulassen, dass sich die Lendenwirbelsäule sanft absenkt in eine entlastete Position. Diese Übung fordert von Ihnen die »Hebelkontrolle«. Das bedeutet: Sie bewegen die Beine und stabilisieren gleichzeitig Becken- und Wirbelgelenke.

Ausgangsposition: Legen Sie sich auf den Rücken und stellen Sie die Beine auf. Sie positionieren die Blackroll nun unter dem angehobenen Becken in Kreuzbeinhöhe (der Übergang zwischen Becken und Lendenwirbelsäule). Die Beine stellen Sie etwa hüftbreit auseinander auf und Sie halten die Spannung der Bauchmuskeln zur besseren Bewegungskontrolle. Den Oberkörper können Sie auf dem Boden (Unterlage) ablegen.

Bewegungsdurchführung: Haben Sie sich in der Ausgangsposition eingefunden, können Sie ein kleines Rollout erreichen, indem Sie das Becken kippen oder aufrichten. Dazu bewegen Sie nur das Becken nach unten und nach oben. Dabei machen Sie abwechselnd ein »Mini«-Hohlkreuz und einen »Katzenbuckel« – aber nur mit der Lendenwirbelsäule. Und dann: Stabilisieren Sie den Oberkörper und heben Sie im Wechsel ein Bein vom Boden ab – so hoch Sie es bekommen. Bewegen Sie den Oberschenkel zum Oberkörper hin.

Endposition: Beugung oder Streckung können Sie so weit durchführen, wie es Ihre Hüft- und Kniegelenke oder Ihr Schmerzempfinden hergeben. Schmerz heißt in jedem Fall: »Stopp!«

Variante: Sie strecken immer im Wechsel ein Bein nach vorn und machen das ganze Bein dabei so lang wie möglich. Sie können auch das Bein auf dem Boden entlang nach unten schieben.

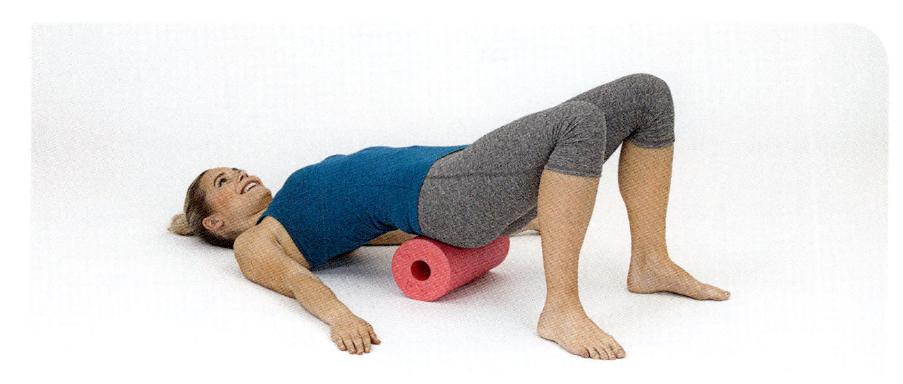

» Stellen Sie die Beine etwa hüftbreit auf, legen Sie den Rumpf auf dem Boden ab.

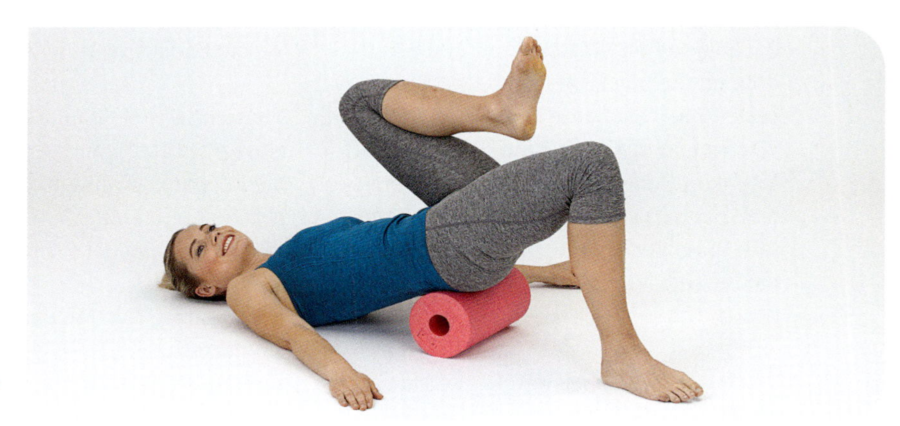

» Machen Sie abwechselnd ein »Mini«-Hohlkreuz und einen »Katzenbuckel«.

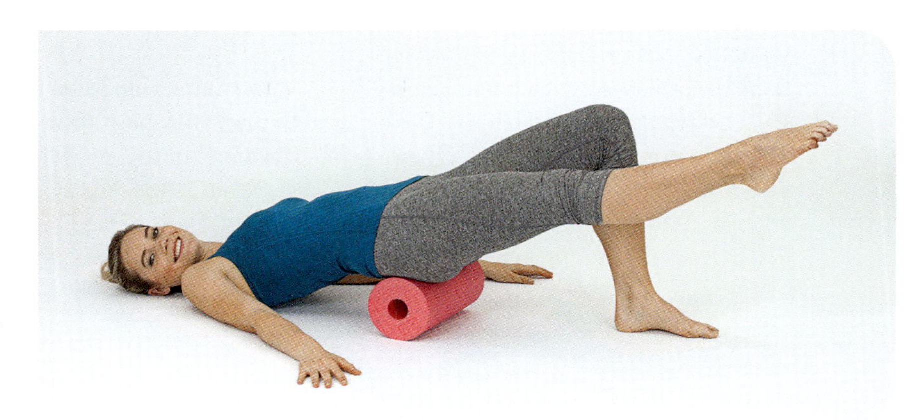

» Zur Streckung des Beines strecken Sie auch den Rücken.

Balance trainieren

» Diese Übung fordert Beweglichkeit von Hüft- und Kniegelenken und eine gute Stabilisation der Lendenwirbelsäule und der Beckenregion mitsamt Bauchmuskulatur. Rücken- und Bauchmuskulatur sollen das Becken in Aufrichtung (nach hinten) und in Kippung (nach vorn) kontrollieren und die Belastungen durch Beinbewegungen kompensieren. Oft geht diese Balance bei einer akuten Rückenschmerzepisode verloren. Die Übung unterstützt Sie dabei, wieder ins Gleichgewicht zu kommen.

Ausgangsposition: Sie legen sich auf den Rücken, stellen die Beine auf und positionieren die Blackroll unter dem Kreuzbein. Heben Sie beide Beine vom Boden ab und halten Sie die Knie über den Hüftgelenken. Sehr wichtig ist, dass Sie über die Spannung der Bauchmuskeln Körpermitte und Becken kontrollieren. Ihre Lendenwirbelsäule darf nicht ins Hohlkreuz gehen.

Bewegung: Strecken und beugen Sie nun ein Bein in der Hüfte. Der Fuß bewegt sich dabei zum Boden, als wollten Sie ihn aufstellen, er kommt aber nicht auf dem Boden an. Die Bewegung geht maximal 10 Zentimeter in diese Richtung. Die Bewegung können Sie immer mit einem Bein im Wechsel machen (rechts/links) oder Sie führen diese Bewegung mit beiden Beinen gleichzeitig aus. Wenn Sie mit beiden Beinen arbeiten, kontrollieren Sie die Bauchspannung sehr sorgfältig.

Endposition: Sie haben das individuelle Ende Ihrer Übung erreicht, wenn Sie die Körperspannung in der Lendenwirbelsäule und im Becken nicht mehr halten können und sich Ihre Wirbelsäule »selbstständig« macht. Das merken Sie meist daran, dass Sie deutlich in das Hohlkreuz gehen – was Sie sofort korrigieren sollten. Können Sie nicht mehr korrigieren, weil Ihnen die Kraft fehlt, legen Sie eine Pause ein.

Variante: Führen Sie in der Endposition schwingende Bewegungen nach oben und unten mit der Lendenwirbelsäule aus, ohne dass sich die Rolle dabei bewegt. Diese Bewegungen eignen sich auch zwischendurch, um zu entspannen.

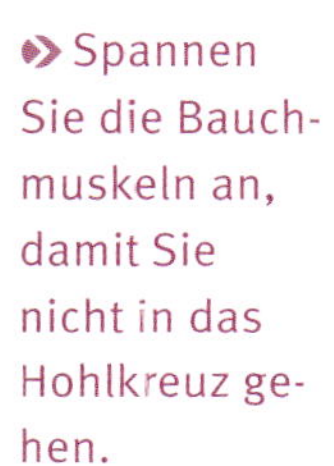

» Spannen Sie die Bauchmuskeln an, damit Sie nicht in das Hohlkreuz gehen.

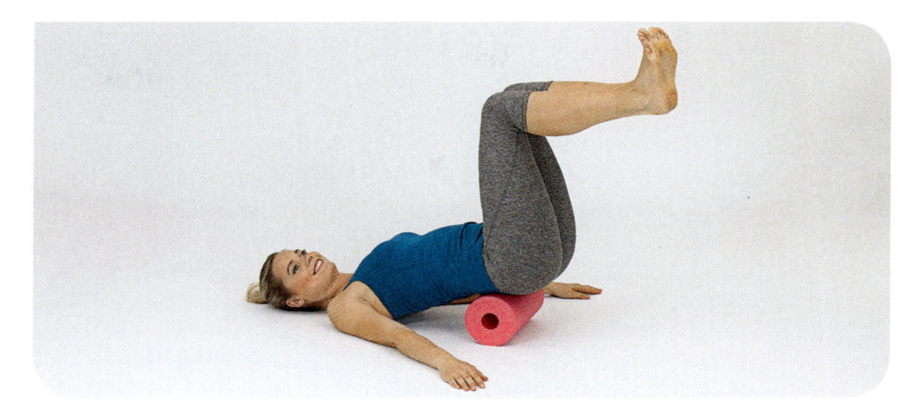

» Der Fuß bewegt sich zum Boden, wird aber nicht abgestellt.

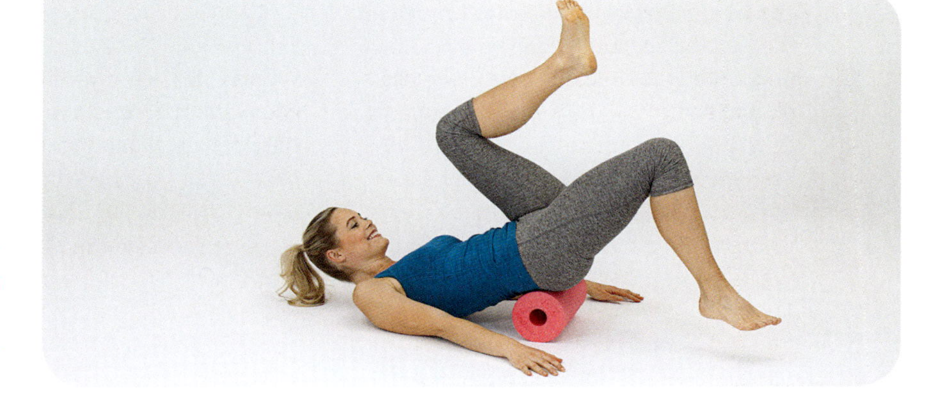

» Strecken Sie ein Bein nur soweit, wie Sie es kontrollieren können.

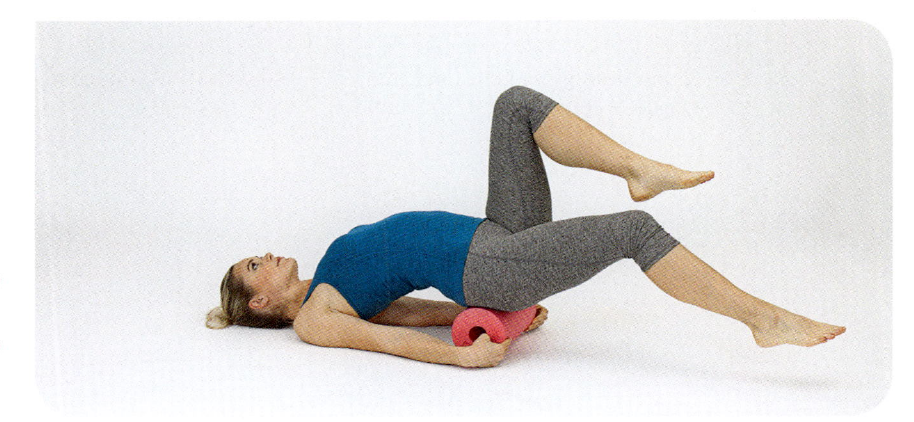

Körpermitte stabilisieren

» Die Mobilisierung des Beckens und die Stabilisierung der Wirbelsäulen stehen auch in dieser Übung an oberster Stelle. Kontrollieren Sie Ihre Körpermitte und bewegen Sie die Beine kontrolliert im Hüftgelenk. So können Sie das Beckengelenk (ISG) und die unteren Anteile der Lendenwirbelsäule mobilisieren.

Ausgangsposition: Beginnen Sie in Rückenlage mit aufgestellten Beinen. Heben Sie das Becken vom Boden ab und bringen Sie die Blackroll unter das Kreuzbein. Nun heben Sie beide Beine vom Boden ab und halten die Knie etwa auf Höhe des Hüftgelenks.

Bewegung: Halten Sie die Körperspannung über Bauch- und Rückenmuskeln, während Sie ein Bein seitlich nach außen abspreizen. Führen Sie dabei den Fuß des abgespreizten Beins unter dem anderen Bein hindurch.

Endposition: Das Ende der Bewegung können Sie nach persönlichem Empfinden wählen. Spätestens jedoch wenn der Unterschenkel des abgespreizten Beins parallel zur Unterlage liegt, sollten Sie die Bewegung stoppen und in die Ausgangsposition zurückkehren.

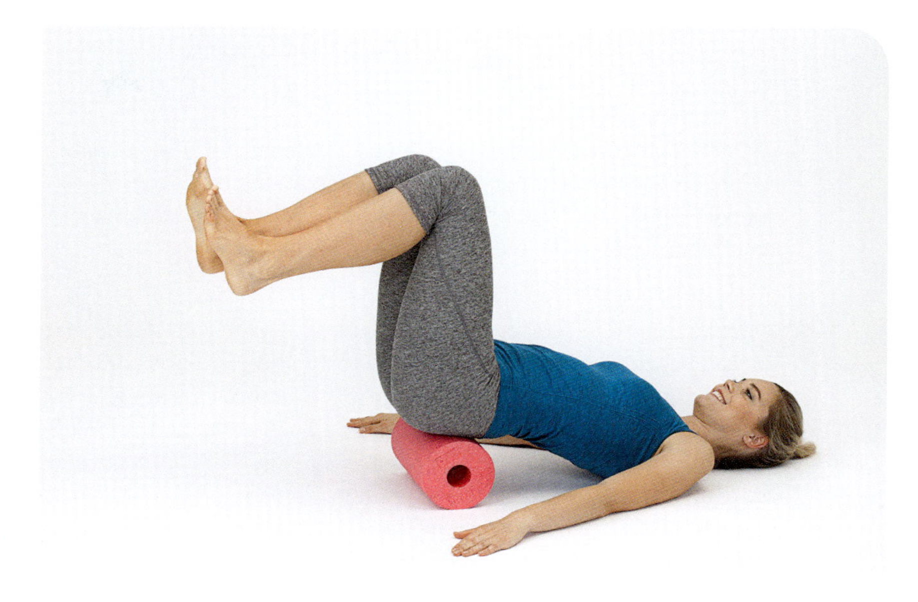

» Führen Sie den Fuß des abgespreizten Beins unter dem anderen Bein hindurch.

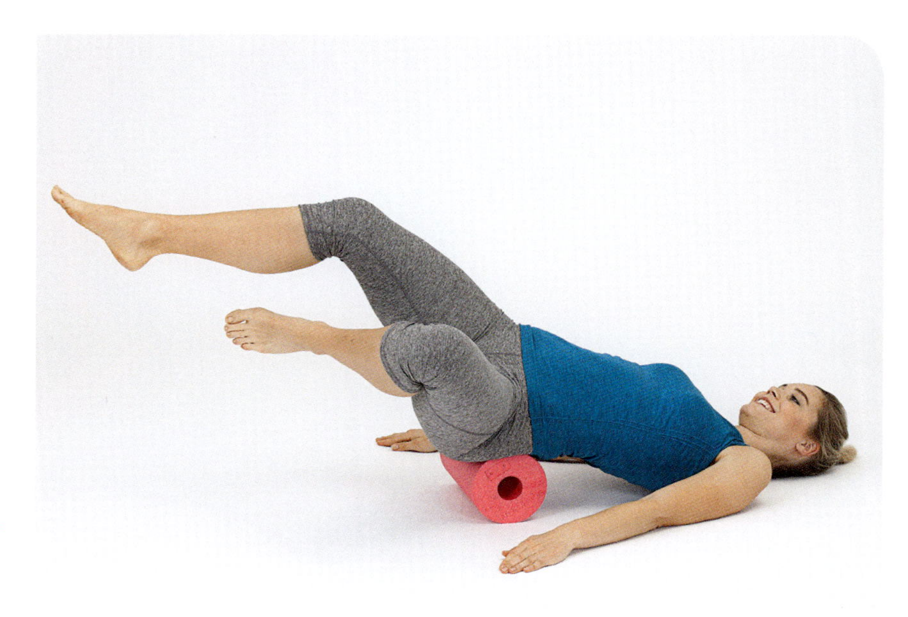

» Stoppen Sie die Bewegung, spätestens wenn der Unterschenkel des abgespreizten Beins parallel zur Unterlage ist.

Sanft schwingen und stabilisieren

» Sanfte schwingende Bewegungen, eine gute Hebelkontrolle und eine stabile Körpermitte gehören zum Aufgabenprofil dieser Übung. Sie fordert viel Stabilisationsarbeit von Ihnen bei gleichzeitiger Kontrolle des Drucks auf die Faszienstruktur.

Ausgangsposition: Sie beginnen auf dem Rücken liegend, stellen die Beine auf und positionieren die Blackroll unter dem Kreuzbein. Heben Sie beide Beine vom Boden ab und halten Sie die Knie über den Hüftgelenken. Knie und Füße bleiben während der Übung immer dicht zusammen. Halten Sie über leicht angespannte Bauchmuskeln die Körpermitte stabil; das hilft auch dabei, die Bewegung der Beine besser zu koordinieren.

Bewegung: Führen Sie mit geschlossenen Knien kleine kreisende Bewegung durch. Achten Sie auf eine gute Stabilisation des Beckens und der Wirbelsäule. Drehen Sie die Beine 6- bis 8-mal nach rechts und dann nach links. Mit der Zeit können Sie die Kreise auch größer machen.

Endposition: Das Ende der Bewegung ist die Ausgangsposition, wenn Sie einen vollständigen Kreis bewegt haben.

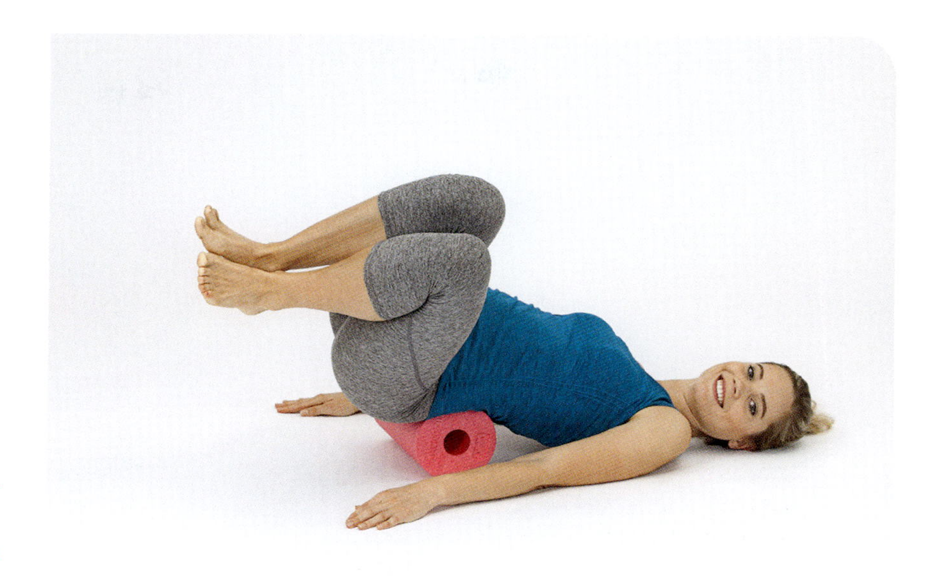

» Halten Sie die Knie über den Hüftgelenken und Knie und Füße stets dicht zusammen.

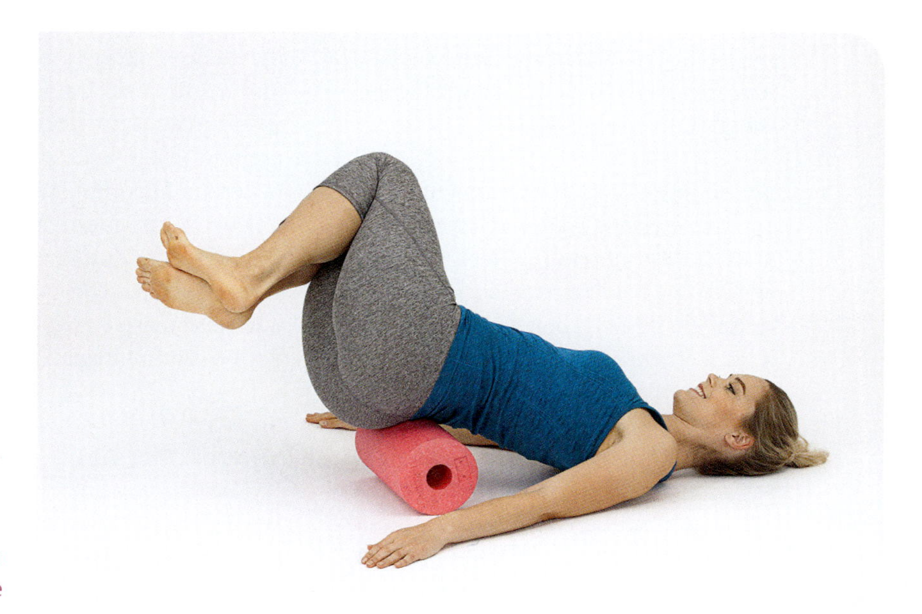

» Kreisen Sie mit geschlossenen Knien, achten Sie auf ein stabiles Becken und eine stabile Wirbelsäule.

Training für die Prävention

Wenn Sie sich bis hierher vorgearbeitet haben, dann sind Sie schon recht gut trainiert. Nun gilt es, diesen Zustand zu erhalten – und ihn immer stabiler zu machen.

Übungsprogramme, die die körperliche Gesundheit und Funktionsfähigkeit verbessern, müssen vor allem folgende Eigenschaften haben: Sie sollten anpassungsfähig an viele körperliche Zustände sein, variabel und zahlreich an Möglichkeiten (also an Übungen).

Die Übungen des dritten Faszienprogramms erhöhen weiter den Anspruch an Kraft und Koordination. Diese Steigerung im Training bewirkt, dass sich Ihr Körper weiter an die Aufgaben anpasst – und das führt zu mehr Stabilität bei den Übungen, einem deutlichen Zuwachs an Kraft, womöglich einer verbesserten Ausdauer und feinerem Körpergefühl. Nicht zu vergessen sind anhaltend geringere Schmerzen bis hin zur Schmerzfreiheit und weitere Steigerungen von Elastizität und Beweglichkeit. All das trägt nachhaltig zu einer stabileren Gesundheit bei.

Tipps für das Training

Spezifische Trainingsreize bewirken immer auch spezifische Anpassungsreaktionen in Ihrem Körper. Das heißt: Wenn Sie Ihrem Körper im Training mit Kraftanstrengungen kommen, wird er die Körperkraft in den beanspruchten Körperregionen (Muskeln) steigern. Bieten Sie hingegen Ausdauerreize an, wird Ihr Körper zuerst die Ausdauerfähigkeit verbessern. Der Unterschied zwischen Kraft- und Ausdauertraining liegt in der Anzahl der Wiederholungen.

Bis zu einer Wiederholungszahl von 15–18 reagiert Ihr Körper eher mit einer Kraftsteigerung und ab 20–25 Wiederholungen gehen Sie eher in den Ausdauerbereich. Wenn Sie die Beweglichkeit trainieren, fördern Sie die Elastizität und Beweglichkeit von Gelenken und Binde-

geweben, also auch der Faszien. Faszien sind auch an der Kraft beteiligt.

Weiterhin ist auch ein abwechslungsreiches Übungsrepertoire entscheidend. Unser Körper gewöhnt sich recht schnell an eine bestimmte Reihenfolge der Übungen oder auch an die Belastungen der einzelnen Übungen. Haben die ersten Anpassungsreaktionen (Kraft ist gesteigert, Beweglichkeit verbessert) bereits stattgefunden, sind weitere Trainingserfolge für Sie schwerer auszulösen. Dann benötigen Sie entweder neue Übungen, höhere Intensitäten oder einfach eine neue Reihenfolge.

Wechseln Sie daher ruhig einmal die Reihenfolge der Übungen in Ihrem Trainingsplan oder stellen Sie sich aus den drei Programmen in diesem Buch Ihr eigenes Programm zusammen. Diese neuen Zusammenstellungen werden Ihren Körper wieder neu herausfordern und führen daher wieder zu neuen Anpassungsreaktionen. Überraschen Sie Ihren Körper mit neuen Reizen, vor allem dann, wenn Sie das Gefühl haben, dass gerade nichts vorwärtsgeht.

Faszien »entkleben«

Wenn Sie Ihr Fasziensystem mit diesem Trainingsprogramm aktivieren, bedeutet das: Sie können Ihre Kraft darüber steigern, dass Ihre Faszien besser funktionieren. Mit diesen Übungen belasten Sie die Fasern des Fasziensystems in ihrer eigentlichen Funktionsrichtung. Das Ergebnis: Sie lösen gezielt Verklebungen im Gewebe. Sie sind häufig ein Grund für Unbeweglichkeiten oder Steifigkeiten bei Bewegung. Dadurch sortieren sich die verklebten, und deshalb häufig unstrukturierten, Faserverläufe wieder in die eigentliche Kraft-Wirkungs-Linie.

Generell gilt: Wenn Sie mit diesen Übungen beginnen, können Sie die Anzahl der Wiederholungen anfangs etwas reduzieren – und guten Gewissens mit 4–8 Wiederholungen und 4–6 Durchgängen in dieses Programm starten. Sind Ihnen die Bewegungsabläufe bekannt und haben sie sich koordinativ eingeschliffen, können Sie die Intensität steigern, indem Sie Wiederholungen erhöhen (Wiederholungen 15- bis 25-mal, Durchgänge bis zu 8-mal).

Unteren Rücken mobilisieren

» Mit dieser Übung mobilisieren Sie die Becken- und die unteren Lendenwirbelgelenke. Zudem bearbeiten Sie mit dem gleichzeitig quer gerichteten Rollout die Ansätze der Faszien am knöchernen Becken. Die Übung fordert von Ihnen eine gute Portion Stabilisationsarbeit über Bauch- und Beckenmuskeln.

Ausgangsposition: Legen Sie sich auf den Rücken und stellen Sie die Füße auf dem Boden auf. Nun heben Sie das Becken vom Boden ab und positionieren die Rolle unter dem Kreuzbein. Zu Beginn können Sie diese Übung mit einem aufgestellten Bein durchführen. Haben Sie genug Kraft und den Bewegungsablauf unter Kontrolle – und möchten Sie sich ein wenig stärker fordern –, können Sie die Bewegung mit abgehobenen Beinen durchführen. Dann ist auch das bisherige Standbein in der Luft.

Bewegung: Heben Sie eine Beckenseite nach oben (Richtung Decke) an und strecken Sie dabei das Bein über das andere Bein nach außen. Durch das Anheben des Beckens mobilisieren Sie die Beckengelenke (ISG), die sich der Bewegung anpassen müssen. Die Facettengelenke (kleine Gelenke zwischen den Wirbelkörpern beidseits der Wirbelsäule) der unteren Lendenwirbelsäule bringen Sie zudem in eine Drehbewegung, wenn Sie das angehobene Bein über die Körpermitte hinwegstrecken. Stabilisieren Sie dabei Ihre Körpermitte, indem Sie die Bauchmuskeln anspannen, und stützen Sie sich anfangs gut mit dem Standbein ab. Das macht die Bewegung erst einmal leichter.

Führen Sie dann das angehobene Bein unter dem Standbein durch (bis der Unterschenkel parallel zum Boden verläuft). Dabei senkt sich das Becken etwas nach unten ab und mobilisiert die Beckengelenke (ISG) und die Wirbelgelenke in die andere Richtung. So führen Sie mit jedem Bein 10–15 Wiederholungen in 3–5 Durchgängen aus. Sie können Ihre Wiederholungen mit einem Bein vornehmen und dann auf das andere Bein wechseln oder Sie wechseln nach jeder Wiederholung auf die andere Seite.

Endposition: Das Ende der Bewegung haben Sie erreicht, wenn Sie das angehobene Bein einmal über und einmal unter das Standbein bewegt haben.

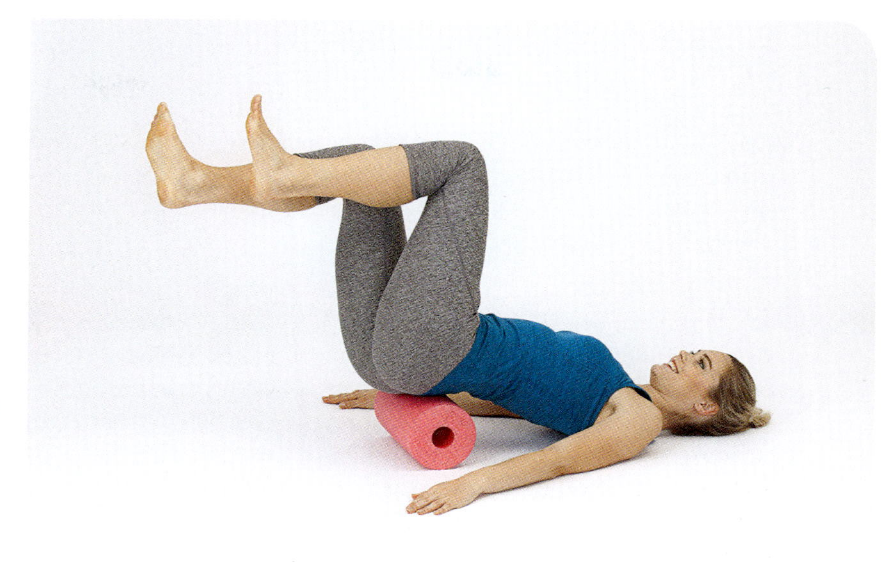

» Anfangs können Sie ein Bein auf dem Boden abstellen. Haben Sie trainiert, nehmen Sie beide Beine in die Luft.

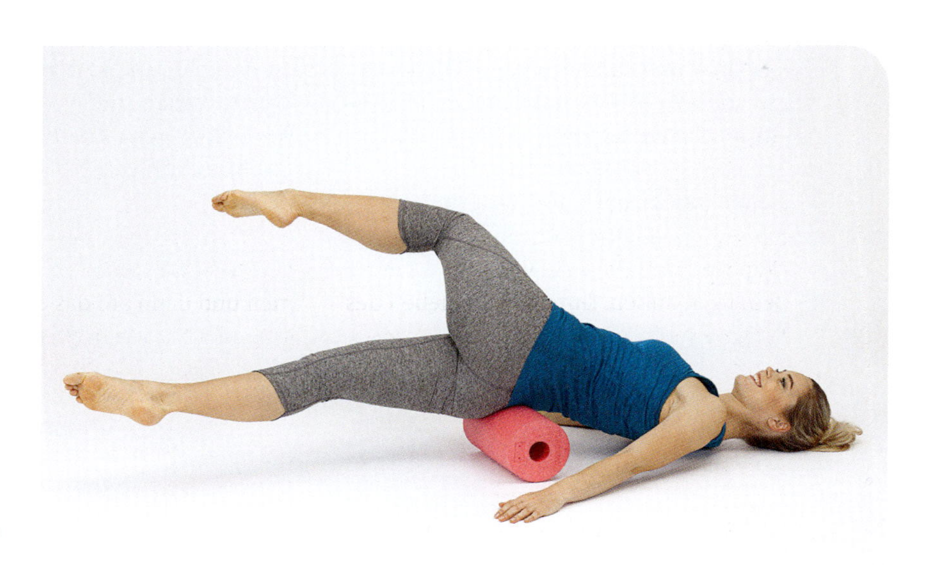

» Kontrollieren Sie beim Drehen die Rumpfspannung.

Katapulteffekt verbessern

» Mit dieser Übung dehnen Sie in der Ausgangsposition Ihre Faszien und Sie nutzen die elastischen Rückstellkräfte während der Bewegung, was die fasziale Funktion des Katapulteffekts verbessert. Das macht Ihr Fasziensystem elastischer und anpassungsfähiger.

Ausgangsposition: Sie stehen auf Händen und Füßen (im Bärenstand), wobei Sie die Hände auf der Blackroll abstützen. Achten Sie darauf, dass die Rolle nicht zu weit vor den Schultern steht und Sie den Rücken gerade halten können.

Bewegungsdurchführung: Sie halten die Arme gestreckt und lassen das Becken langsam und kontrolliert nach unten absinken. Zielen Sie mit dem Becken auf die Blackroll und stützen Sie Ihren Oberkörper mit den Armen stabil ab. Den Rücken dürfen Sie bei dieser Bewegung leicht strecken. Angespannte Bauchmuskeln helfen Ihnen dabei, die Körpermitte während der Phase des Absinkens stabil zu halten. In dieser Stützposition können Sie ein bis zwei Sekunden bleiben, bevor Sie den Rückweg antreten und das Becken wieder in die Ausgangsposition anheben. Auch dabei ist wieder die Bauchmuskelspannung von besonderer Bedeutung: Sie verhindert, dass Sie zu stark, und unkontrolliert, in ein Hohlkreuz gehen.

Endposition: Das Ende der Bewegung ist erreicht, wenn Sie zurück in der Ausgangsposition sind. Wiederholen Sie diese Bewegung 15- bis 20-mal für 3–5 Durchgänge.

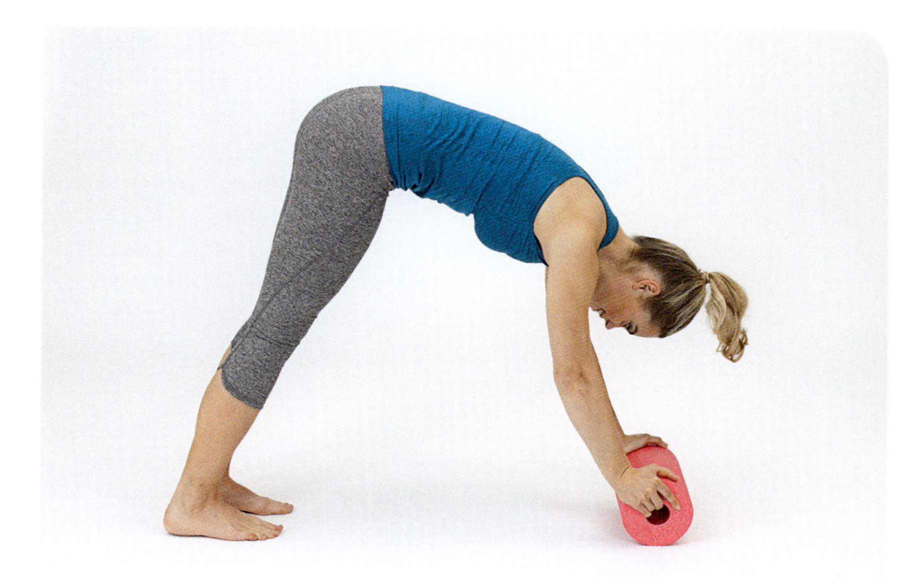

» Die Rolle sollte nicht zu weit vor den Schultern stehen, damit Sie den Rücken besser gerade halten können.

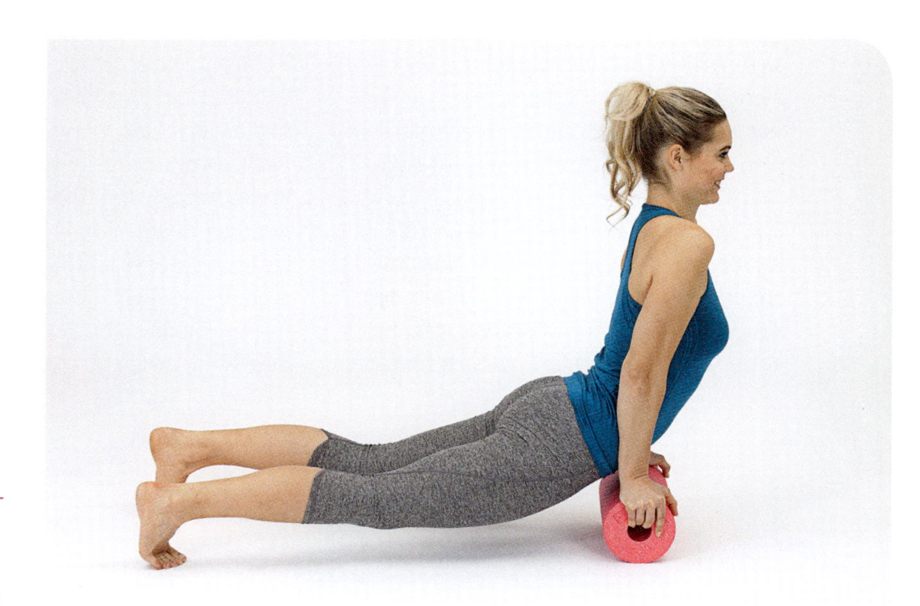

» Bleiben Sie 1–2 Sekunden in der gesunkenen Position, aktivieren Sie die Bauchmuskeln!

Drehfähigkeit verbessern

» Diese Übung fördert eine stabile Körpermitte, sie stabilisiert Teile der Lendenwirbel und des oberen Rumpfs. Das gibt Ihnen die bestmögliche Kontrolle über die Bewegung und liefert zugleich ein intensives Rollout der beckennahen Ansätze der großen Rückenfaszie (»Fascia thoracolumbalis«, Seite 15) bis zu den seitlichen Anfängen der »Lateralline« (Seite 17) der Hüftregion. Diese Übung kann die stabile Drehfähigkeit der Lendenwirbelsäule verbessern.

Ausgangsposition: Legen Sie sich auf den Rücken und stellen Sie die Beine an. Heben Sie das Becken an und bringen Sie die Rolle unter das Becken. Nun heben Sie beide Beine vom Boden ab und halten die Beine in der Hüfte und in den Kniegelenken zu etwa 90 Grad gebeugt. Legen Sie die Arme seitlich neben dem Oberkörper ab, um ihn durch einen leichten Druck beider Arme in die Unterlage zu stabilisieren. Ihre angespannten Bauchmuskeln übernehmen das für Ihre Körpermitte.

Bewegungsdurchführung: Drehen Sie das Becken mit der Lendenwirbelsäule auf eine Seite. Dabei führen Sie mit den Beinen eine »Scherenschnittbewegung« aus: Das obere Bein bewegt sich immer nach vorn und das untere Bein strecken Sie nach hinten weg. Versuchen Sie, die Beine gestreckt zu halten, und kontrollieren Sie Ihre Körpermitte während der Bewegung. Vermeiden Sie hektische, schnelle und damit unkontrollierte Bewegungen. Stabilisieren Sie die Endposition für 2–4 Sekunden.

Endposition: Das Ende der Bewegung haben Sie erreicht, wenn das obere Bein nach vorn und das untere Bein nach hinten gestreckt sind und das Becken in einer leicht verdrehten (etwa 45 Grad) Position auf der Blackroll liegt. Kommen Sie dann in die Ausgangsposition zurück und führen Sie dieselbe Bewegung auf die andere Seite durch.

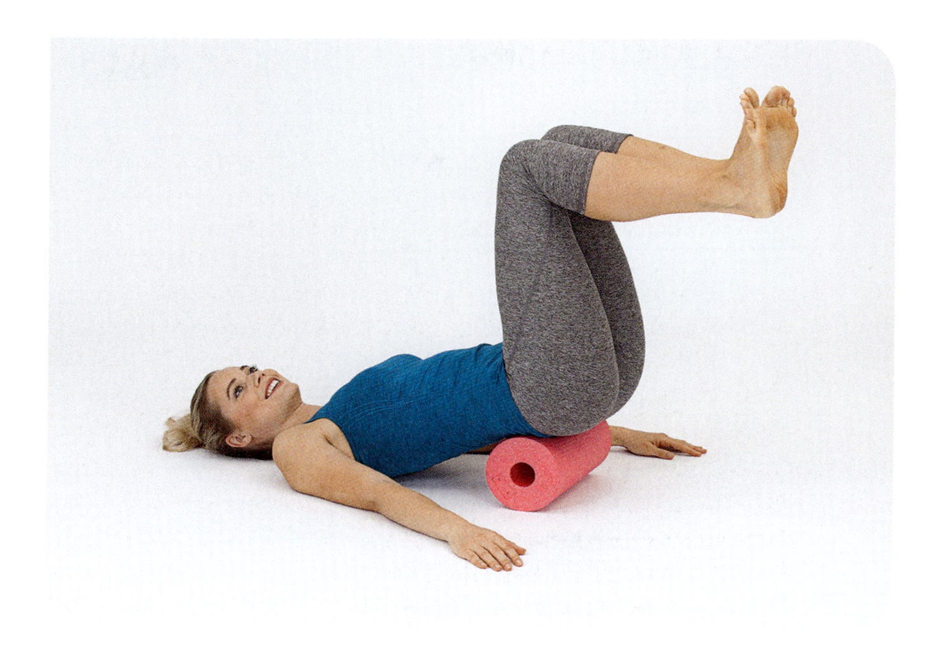

» Halten Sie die Beine in der Hüfte und im Knie etwa 90 Grad gebeugt, stabilisieren Sie sich über die Arme.

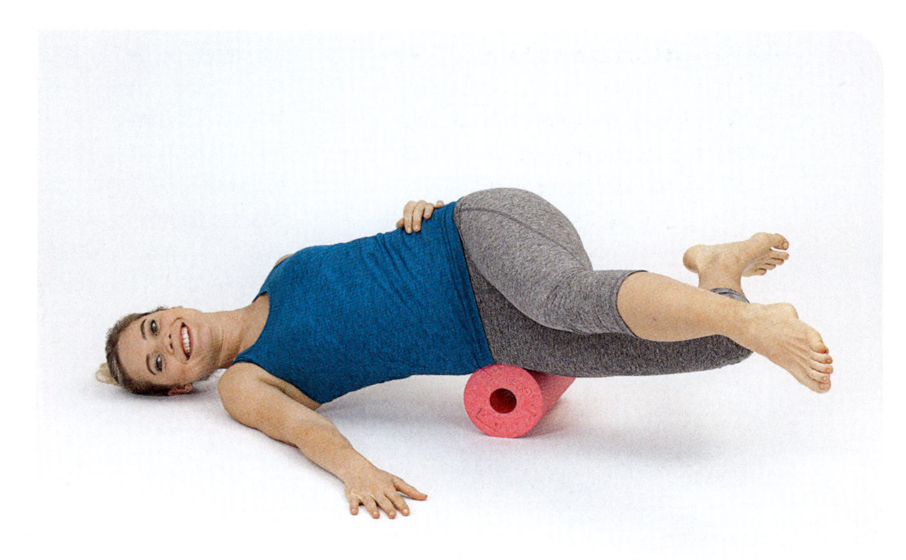

» Machen Sie eine »Scherenschnittbewegung«: Das obere Bein bewegt sich nach vorn, das untere strecken Sie nach hinten.

Streckmuskeln aktivieren, Faszien dehnen

» Mit dieser Übung aktivieren Sie die Streckmuskulatur des Rückens und dehnen die Faszien vor (Pre-stretch). Das steigert die elastischen Rückstellkräfte und verstärkt den Rebound-Effekt der Rückenfaszien. Hintergrund: Faszien können bei einer aktiven Bewegung, die gegen die eigentliche Übungsbewegung gerichtet ist (aktivierende oder vorbereitende Gegenbewegung), größere Elastizitätskräfte erzeugen, die Sie dann bei der geplanten Bewegung nutzen können. Stellen Sie sich dazu ein Gummiband vor, dass Sie zuerst in die Länge ziehen und spannen. Wenn Sie es loslassen, entlädt sich die Kraft in die entgegengesetzte Richtung.

Ausgangsposition: Gehen Sie in den Bärenstand: Sie haben Hände und Füße auf dem Boden und dabei die Hüfte etwa bei 45 Grad gebeugt. Stellen Sie die Hände anfangs mehr als schulterbreit auf und die Füße mehr als beckenbreit. So bekommen Sie eine bessere Stabilität. Später können Sie die Übung dadurch schwieriger gestalten, dass Sie Hände und Füße enger zusammenstellen.

Bewegung: Wippen Sie ganz leicht mit dem Oberkörper nach oben: Sie machen einen kleinen, runden Rücken (vorbereitende Gegenbewegung). Das erzeugt eine elastische Kraft, die Ihnen danach dabei hilft, die eigentliche Bewegung kräftiger durchzuführen. Nun heben Sie diagonal einen Arm und ein Bein (z. B. rechter Arm und linkes Bein) nach oben ab und bewegen beide (Arm und Bein) in Richtung Decke. Dabei bewegt sich der Rücken nach unten und kommt tendenziell in eine leichte Hohlkreuzposition. Die müssen Sie durch eine Bauchmuskelspannung kontrollieren.

Endposition: Das Ende der Bewegung ist erreicht, wenn Arm und Bein diagonal angehoben sind.

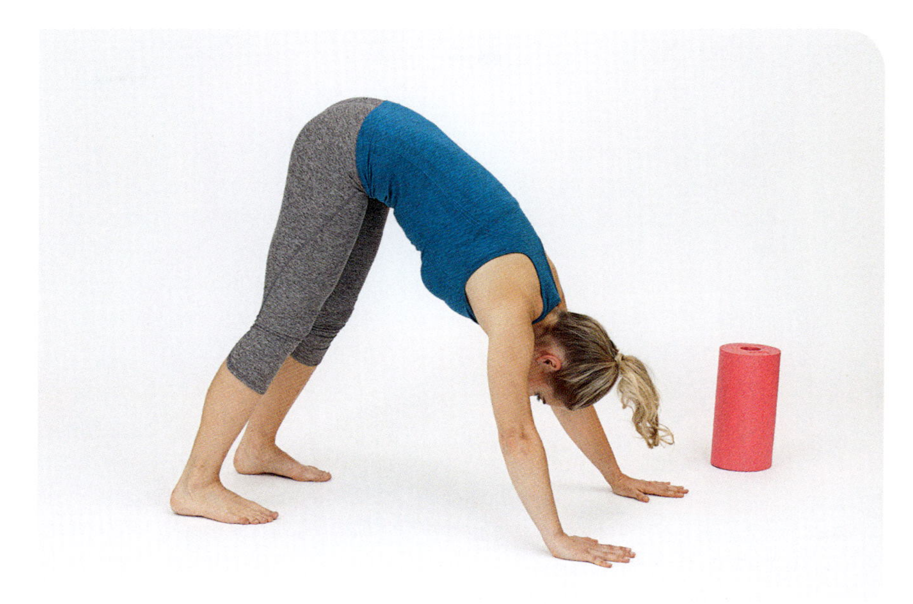

» Die Hände stehen anfangs mehr als schulterbreit, die Füße mehr als beckenbreit – das ist für den Start stabiler.

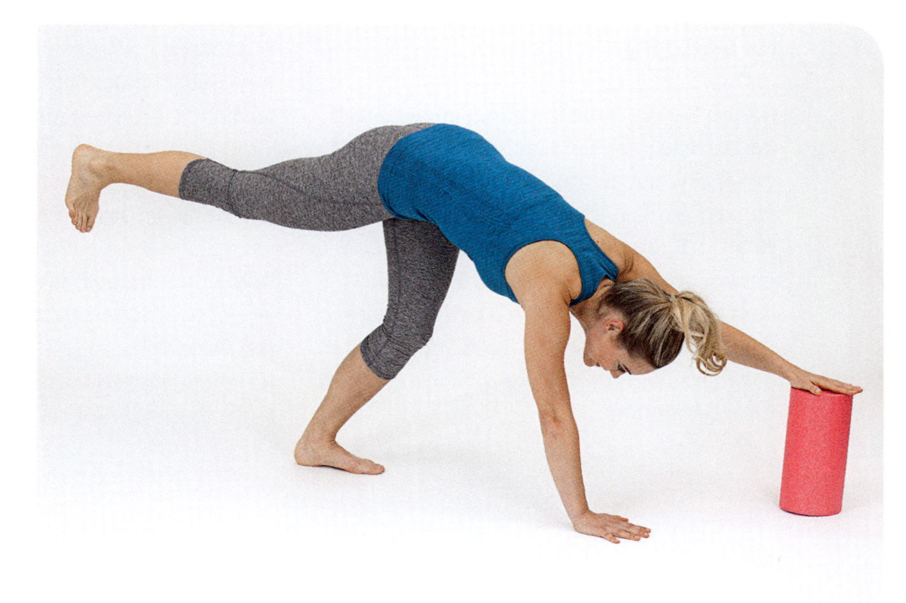

» Kontrollieren Sie die automatisch entstehende, leichte Hohlkreuzposition über die Spannung in der Bauchmuskulatur.

Oberschenkel ausrollen

» Das scheinbar leichte Rollout für die Vorderseite der Oberschenkel (»Frontline« (Seite 16) des Oberschenkels) fordert von Ihnen eine enorme Stabilisationsarbeit der Körpermitte. Das übernehmen, wie immer, im Wesentlichen die Bauchmuskeln zusammen mit den Rückenmuskeln und Faszienketten. Dadurch schützen Sie Ihre Wirbelsäule vor Fehlbelastungen und Sie können auch die Bewegungen von Armen und Beinen unterstützen.

Ausgangsposition: In Bauchlage bringen Sie die Blackroll unter beide Oberschenkel, knapp unterhalb der Leiste. Stützen Sie sich auf den Unterarmen und den Ellbogen ab. Achten Sie darauf, die Ellbogen für das kommende Rollout vor den Schultergelenken zu positionieren. Nur so haben Sie genug Weg für die Rollbewegung zur Verfügung.

Halten Sie die Bauchmuskeln angespannt und drücken Sie die Lendenwirbelsäule etwas nach oben. Auch kann Ihnen helfen, das Becken leicht nach hinten aufzurichten. Beides (Beckenkippung und Lendenwirbelsäule nach oben) führt dazu, dass Sie nicht so leicht in das Hohlkreuz gehen während der Übung. Achten Sie besonders auf diese beiden Aspekte während des Rollouts.

Bewegung: Nun rollen Sie auf der Rolle nach oben: Dabei bewegt sich die Rolle über die Oberschenkel nach unten in Richtung Knie und Sie rollen die Oberschenkel von oben nach unten aus. Während des Rollouts können Sie die Beine auch etwas nach innen oder außen drehen. Das führt dazu, dass Sie Kontakt zu anderen Flächen zwischen Blackroll und Oberschenkelfaszie aufbauen. Darüber haben Sie einen anderen und intensiveren Trainingseffekt bei dieser Übung.

Endposition: Das Ende der Bewegung ist erreicht, wenn die Rolle knapp oberhalb Ihrer Kniescheiben liegt. Dann können Sie in die Ausgangsposition zurückrollen und diese Bewegung 15- bis 20-mal wiederholen. Führen Sie dabei 3–5 Durchgänge dieser Übung aus.

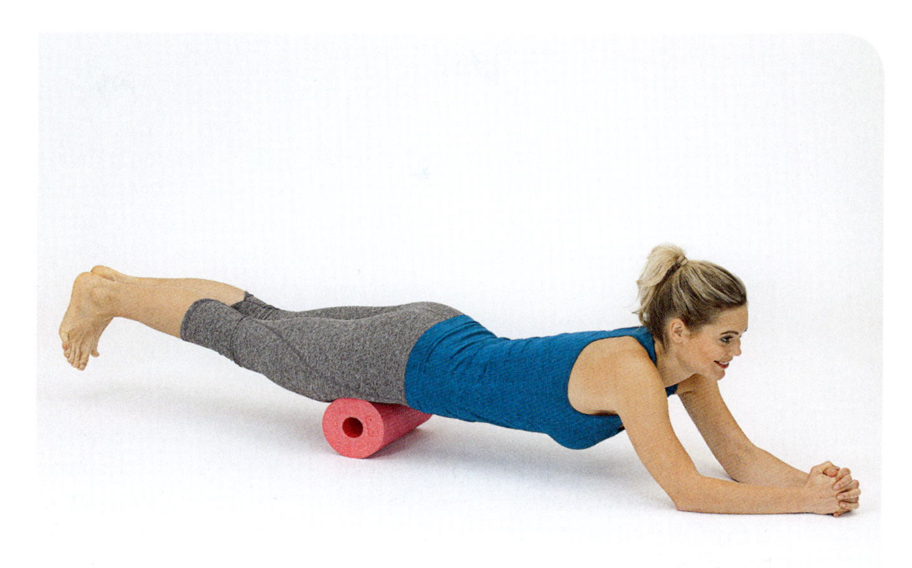

» Die Ellbogen stehen vor den Schultergelenken, nur so haben Sie genug Weg für die Rollbewegung.

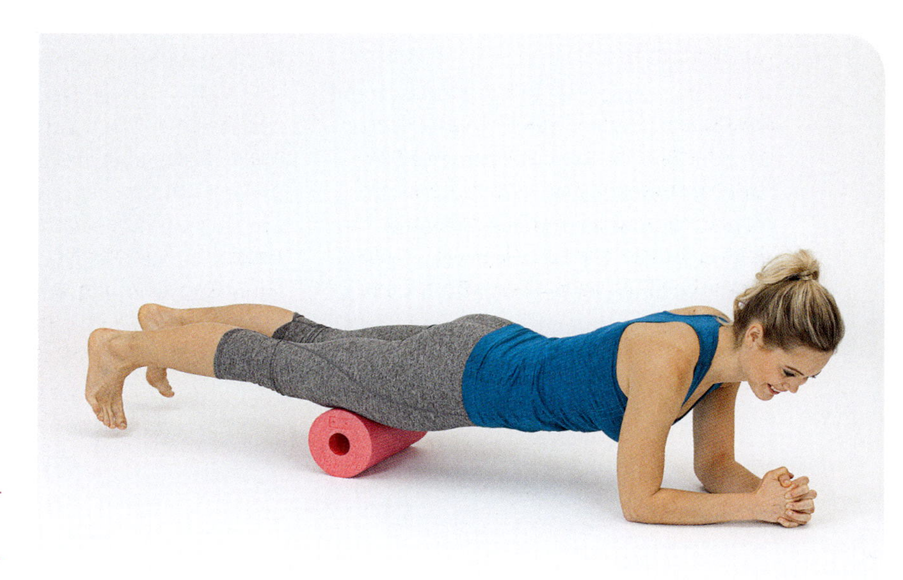

» Wenn Sie die Beine etwas nach innen oder außen drehen, verändern Sie die Kontaktfläche und die Effekte.

Elastizität steigern

» Ein typisches Beispiel für eine vorbereitende Gegenbewegung ist der Schlag mit einem Baseballschläger. Nur wenn der Sportler optimal ausholt und der Schwung mit der Kraft der Muskeln bestmöglich koordiniert abläuft, kommt ein gezielter und kräftiger Schlag am Ende dabei heraus. Genauso läuft es mit Wirbelsäulendrehungen im Alltag und im Sport. Mit einer elastischen Faszienkette erzielen Sie bessere Leistungen und reduzieren die Verletzungsanfälligkeit. Bei dieser Übung nutzen Sie die Faszienrolle als Baseballschläger.

Ausgangsposition: Sie stehen und halten die Rolle der Länge nach mit beiden Händen. Umfassen Sie das Ende der Rolle wie einen Baseballschläger. Unterstützend achten Sie wieder auf eine gute Anspannung Ihrer Bauchmuskeln während der gesamten Bewegung.

Bewegung: Holen Sie mit der Rolle zu einer Seite aus, wie Sie es für einen Schlag mit dem Baseballschläger tun würden. Dabei verlagern Sie das Körpergewicht auch auf den Beinen in die Ausholbewegung. Holen Sie nach rechts aus, geht das Gewicht auch ein wenig nach rechts. Nun führen Sie einen kontrollierten, mit Bauchmuskelspannung stabilisierten Schlag in die Gegenrichtung aus. Kontrollieren Sie das Ende der Schlagbewegung und vermeiden Sie, dass Sie zu weit durchschwingen mit der Rolle. Sie sollten keine Schmerzen oder andere Missempfindungen haben. Wiederholen Sie die Schwungbewegung in beide Richtungen.

Endposition: Nach der Schlagbewegung ist die Bewegung zu Ende und Sie können in die Ausholbewegung zurückkehren, um sich auf den nächsten Schlag einzustellen. Führen Sie wieder 3–5 Durchgänge mit je 20–30 Schlagbewegungen aus.

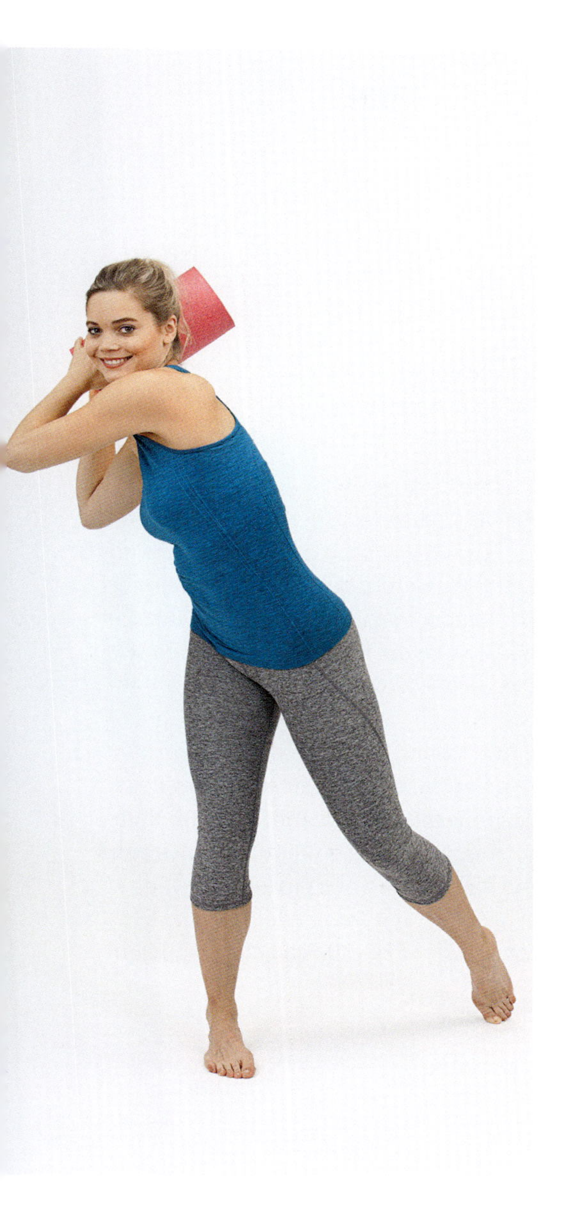

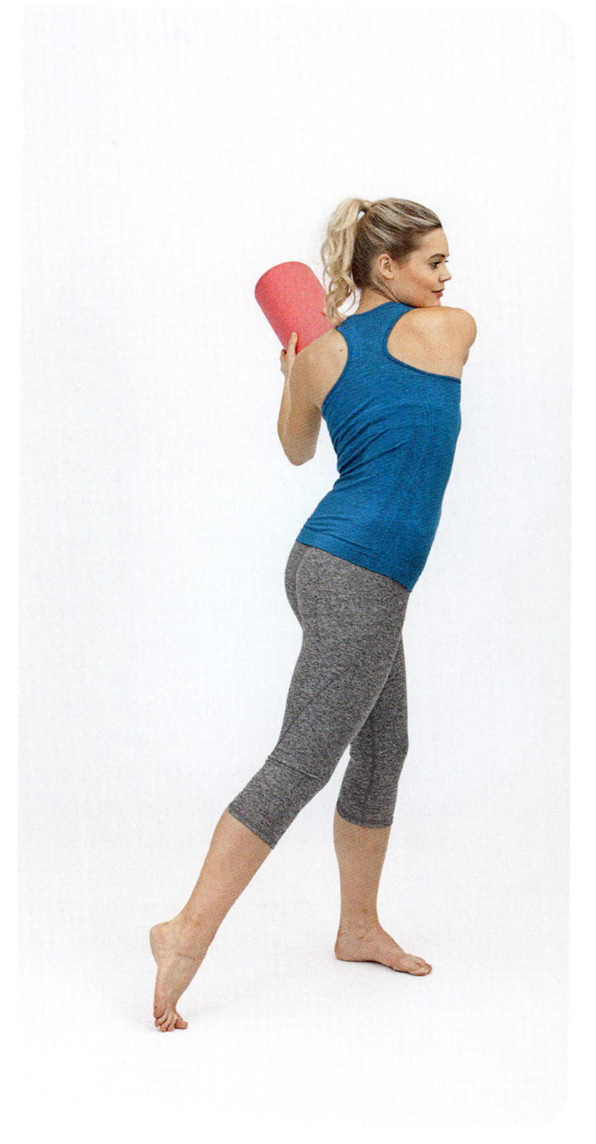

⌃ Bei der Ausholbewegung nach rechts verschiebt sich auch ein wenig das Gewicht auf das rechte Bein.

⌃ Schwingen Sie nicht zu weit durch! Sie sollten keine Schmerzen oder unangenehme Empfindungen haben.

Bauchmuskeln trainieren

» Auch die Bauchmuskeln sollen etwas zu tun bekommen. Nachdem Sie sie bei jeder Übung bereits ausreichend aktiviert haben, sind sie nun bereit für eine eigene Übung. Aktives Training der Bauchmuskeln stabilisiert die »Frontline« (Seite 16) in der Körpermitte und ist für alle Bewegungen unseres Körpers mehr als wichtig: Kräftige Bauchmuskeln schützen nicht nur unsere inneren Bauchorgane, sondern kontrollieren auch alle Bewegungen mit Armen, Beinen und dem Becken. Bauchmuskeln sind also die »very important persons« (VIPs) unter den Muskeln (eigentlich VIM: very important muscle).

Ausgangsposition: Sie legen sich auf den Rücken und strecken beide Beine nach oben in Richtung Decke. Die Rolle halten Sie mit beiden Händen (wieder der Länge nach wie den Baseballschläger) und strecken die Arme über den Kopf.

Bewegung: Heben Sie den Oberkörper vom Boden ab, sodass Sie die Rolle mit den Füßen greifen und halten können. Geben Sie die Rolle an die Füße ab, legen Sie den Oberkörper wieder auf dem Boden ab und atmen Sie tief durch. Achten Sie darauf, während der Übung nicht die Luft anzuhalten. Heben Sie den Oberkörper wieder von der Unterlage ab und holen Sie sich die Rolle von den Füßen wieder zurück in die Hände.

Endposition: Das Ende der Übung ist dann erreicht, wenn Sie wieder in der Ausgangsposition sind: Hände mit Rolle über dem Kopf (parallel zum Boden) und die Beine nach oben gestreckt.

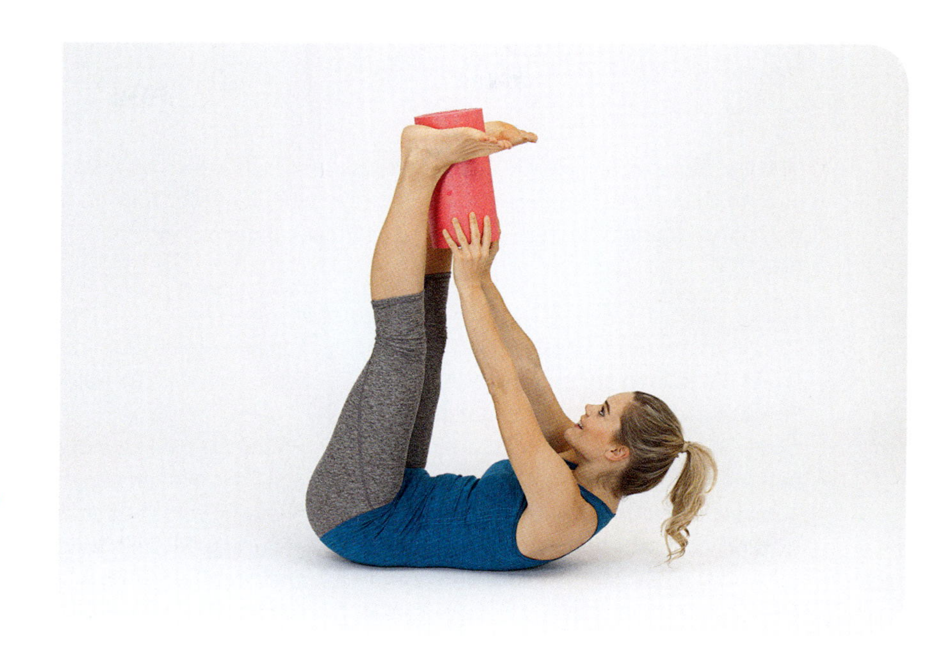

» Übergeben Sie die Rolle aus den Händen an die Füße.

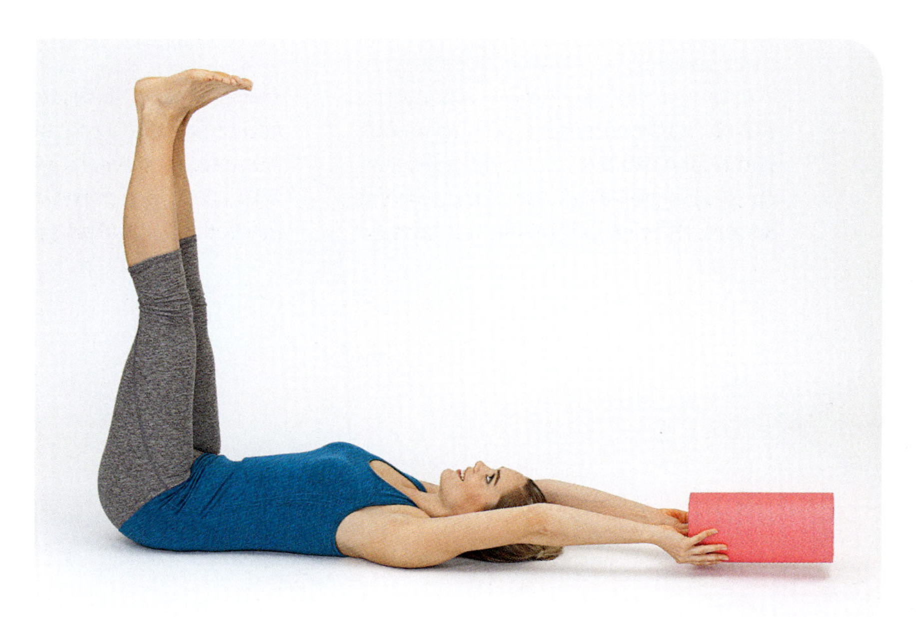

» Vergessen Sie nicht, bei der Übung zu atmen!

Lateralline fordern

» Mit dem Seitstütz aktivieren Sie die stabilisierenden Muskeln und die »Lateralline« (Seite 17). Diese Übung erfordert von Ihnen viel Koordination und Kontrolle der Bewegung, vor allem auf der beweglichen Rolle.

Ausgangsposition: Legen Sie sich mit gestreckten Beinen auf eine Seite. Achten Sie darauf, dass sich Oberkörper, Becken und Oberschenkel in einer geraden Linie befinden. Stützen Sie sich auf dem Ellbogen und dem Unterarm ab und legen Sie beide Füße (unterhalb der Knöchel) auf die Rolle.

Bewegung: Heben Sie das Becken vom Boden ab, bis Oberkörper und Beine in einer geraden Linie zueinander stehen. Nun lassen Sie das Becken nach unten absinken (vorbereitende Gegenbewegung) und heben das Becken direkt wieder in die Ausgangsposition an. Lassen Sie das Becken nicht zu lange unten, sondern koppeln Sie das Anheben möglichst schnell an das Absinken des Beckens.

Halten Sie während der gesamten Bewegung das Becken gerade und lassen Sie es nicht nach vorn oder hinten kippen. Eine gute Anspannung der Bauchmuskeln erleichtert Ihnen diese Stabilitätsarbeit. Führen Sie anfangs 8–10 Wiederholungen in 3–5 Durchgängen durch. Steigern Sie die Wiederholungszahl bis 30.

Endposition: Die Bewegung geht von einer geraden Stützposition auf einer Körperseite in einen »hängenden« Stütz und in die Ausgangsposition zurück. Kontrollieren Sie die Rumpfspannung.

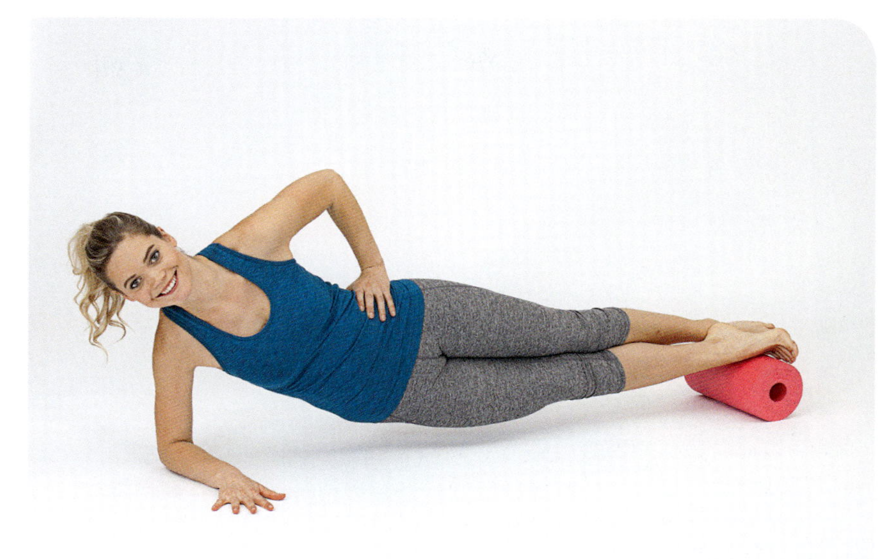

» Oberkörper, Becken und Oberschenkel befinden sich in einer geraden Linie. Stützen Sie sich mit den Armen ab.

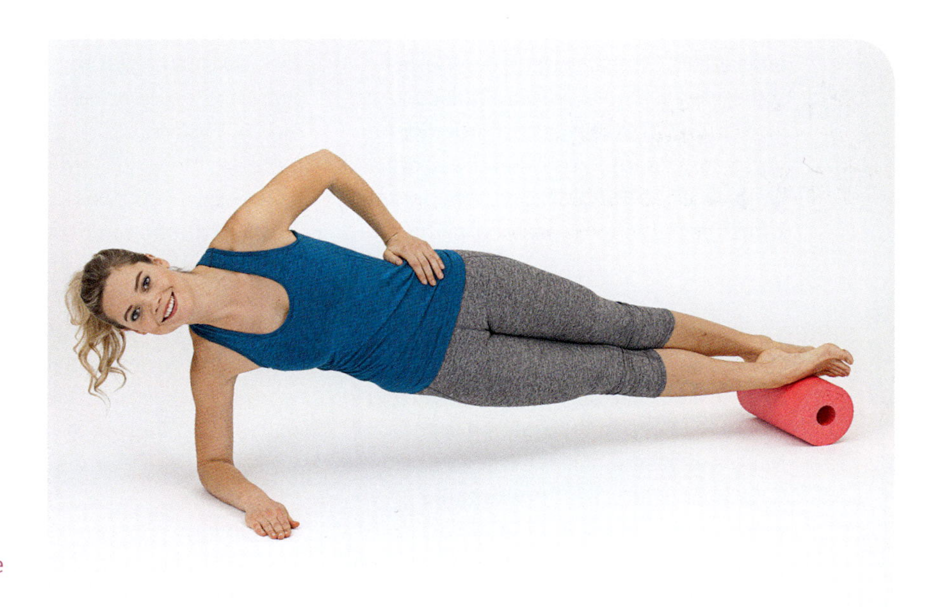

» Lassen Sie das Becken nicht zu lange unten, sondern heben Sie es zügig wieder an.

Trainieren gegen Nackenschmerzen

Zu lange vor dem Rechner gesessen? Der Nacken ist hart wie ein Stein? Mit einem sanften Training mit der Blackroll können Sie den »Beton« im oberen Rücken weich bekommen.

Auch der Nacken gehört zur Wirbelsäule. Störungen in dieser obersten Wirbelsäulenetage sind häufig. Ob akute Einschränkungen der Bewegung durch ein blockiertes Facettengelenk der Wirbelsäule, chronisch verspannte Muskulatur im Schulter-Nacken-Bereich oder kleine Verletzungen im Kapsel-Band-Apparat der kleinen Wirbelgelenke – der Nacken kann uns höllische Beschwerden bereiten.

Wer macht da Ärger?

Die Muskeln, die am häufigsten verspannen, liegen genau unter dem Hinterkopf. Namentlich sind das der Trapeziusmuskel (zwischen Hinterkopf und Schulter) sowie die tief liegenden Muskeln am seitlichen Halsbereich. Hier gilt für Sie: Bearbeiten Sie diese Partien besonders sanft und nachhaltig, um sie zu lockern.

Ebenfalls recht häufig treten akute Blockierungen durch fehlpositionierte Gelenke oder eingeklemmte Gelenkstrukturen auf. Auch gereizte Nerven, deren Schmerzen in den Arm oder in den Kopf ausstrahlen, können im Nacken ihren Ursprung haben.

Bei vielen Funktionsstörungen sind die Faszien direkt – oder zumindest über die funktionelle Kette – mitbetroffen. Das kann (z. B. durch Vorschädigung oder Störungen aus anderen Wirbelsäulenregionen – etwa der LWS) andere Bauteile stören. Dieser Funktionskreis kann aber auch andersherum ablaufen – dann irritieren die Bauteile die Faszien.

Zu den verspannten Muskeln tragen die Hüllschichten ihren Teil bei. Der Ablauf: Kleine Verletzungen führen im Nacken zu Entzündungen und Verklebungen im Ge-

webe und sorgen darüber für vermehrte Reibung bei allen Bewegungen. So entstehen unter anderem Störungen, die mit der Zeit zu ausgewachsenen Einschränkungen in der Bewegung führen können.

Sogar die Bandscheiben haben faserige Verbindungen zum Fasziensystem und sind dankbar für etwas Trainingszuwendung. Das Fasziennetzwerk der Halswirbelsäule können Sie ebenso trainieren wie den Rest des Körpers. Einzig der Druck und das Bewegungsausmaß bei den Übungen müssen Sie im Nacken etwas sorgfältiger anpassen. Vor allem die Nerven sind bei direkter Einwirkung von Druck sensibel und reagieren schnell empfindlich. Auch das Ausmaß der Bewegung sollten Sie zu Beginn des Trainings sparsam dosieren und penibel kontrollieren, um Fehlbelastungen (Überlastungen) zu vermeiden. Zudem ist der Platz für Rollouts im Nacken nicht gerade als üppig zu bezeichnen. Das macht es manchmal nötig, dass Sie sich in etwas ungewohnte Ausgangspositionen begeben.

Bei akuten Nackenbeschwerden

Achten Sie unbedingt darauf, dass Sie die Bewegung sorgfältig durchführen und sie bestmöglich kontrollieren. Wenn Sie bei den Übungen ein unangenehmes Gefühl wahrnehmen, sollten Sie das Ausmaß der Bewegung etwas reduzieren – genauso wie die Geschwindigkeit. Das heißt, Sie machen eine kleinere Übungsbewegung, führen die Bewegung langsamer durch und reduzieren zudem die Anzahl der Wiederholungen. Dabei ändert sich die Effektivität der Übung nicht dramatisch. Sie schonen lediglich Ihre sensiblen und funktionsgestörten Strukturen und verhindern, dass sich Ihre Beschwerden verschlechtern oder gar Schäden entstehen. Haben sich Ihre gestörten Bereiche an die Übungen gewöhnt, können Sie wieder intensiver in das Training einsteigen.

Generell gilt: Beginnen Sie mit einer Anzahl an Wiederholungen. Zu empfehlen sind 3–4 Durchgänge von jeder Übung mit 8–15 Wiederholungen, es sei denn, bei den Übungen steht etwas anderes. Diese Zahl können Sie mit der Zeit auf 5–6 Durchgänge mit 15–25 Wiederholungen steigern. Führen Sie die Übungen immer auf beiden Körperseiten aus.

Seitlichen Nacken ausrollen

» Ein Rollout für den Nacken ist grundsätzlich eine angenehme Sache. Dabei können Sie die Nackenmuskulatur und die zugehörigen Fasziensysteme ordentlich durcharbeiten. Gerade der Nacken ist im Alltag hohen Belastungen ausgesetzt und fühlt sich oft an, als sei er durch den Wolf gedreht worden. Nicht zuletzt ist der Nacken auch häufig Ausgangspunkt für Kopfschmerzen. Das liegt an den veränderten Faszienzügen und daraus resultierenden Irritationen der Nerven.

Ausgangsposition: Für diese einfache Rollout-Übung können Sie im Stehen loslegen. Der Abstand der Füße zur Wand beeinflusst die Intensität des Rollouts: Je weiter die Füße von der Wand entfernt stehen, desto mehr Druck kommt in die Rolle. Sie stehen seitlich zur Wand und klemmen die Blackroll zwischen Wand und Ihre Nackenseite. Beginnen Sie direkt auf der Schulter mit der Übung. Das heißt, die Rolle liegt auf Ihrer Schulter dicht am seitlichen Nacken. Die Füße haben Sie entweder nebeneinander oder in einer leichten Schrittstellung stehen. Dabei nehmen Sie immer das Bein, das dichter an der Wand steht, nach vorn.

Bewegung: Sie gehen langsam in die Knie und rollen dabei den seitlichen Nacken nach oben ab. Achten Sie darauf, die Rolle immer in engem Kontakt zum seitlichen Nacken zu halten. Vermeiden Sie zu viel Druck zu Beginn. Gewöhnen Sie sich erst für eine Weile an diese neue Übung und erhöhen Sie Druck und Intensität langsam. Später können Sie auch den Kopf und den Nacken etwas seitlich drehen, um so an andere Stellen mit dem Rollout zu gelangen. Je mehr Fläche Sie ausrollen, desto effektiver wirkt die Übung. Machen Sie wirklich kleine Bewegungen.

Natürlich können Sie die Rollout-Bewegung auch von oben nach unten her durchführen. Dazu beginnen Sie mit der Rolle unter dem Ohrläppchen am Hinterkopf (dann mit bereits gebeugten Knien) und rollen nach unten.

Endposition: Das Rollout endet, wenn die Rolle knapp unter dem Hinterkopf (knapp vor dem Unterrand des Ohrläppchens) angekommen ist. Stoppen Sie die Bewegung und gehen Sie in die Ausgangsposition zurück.

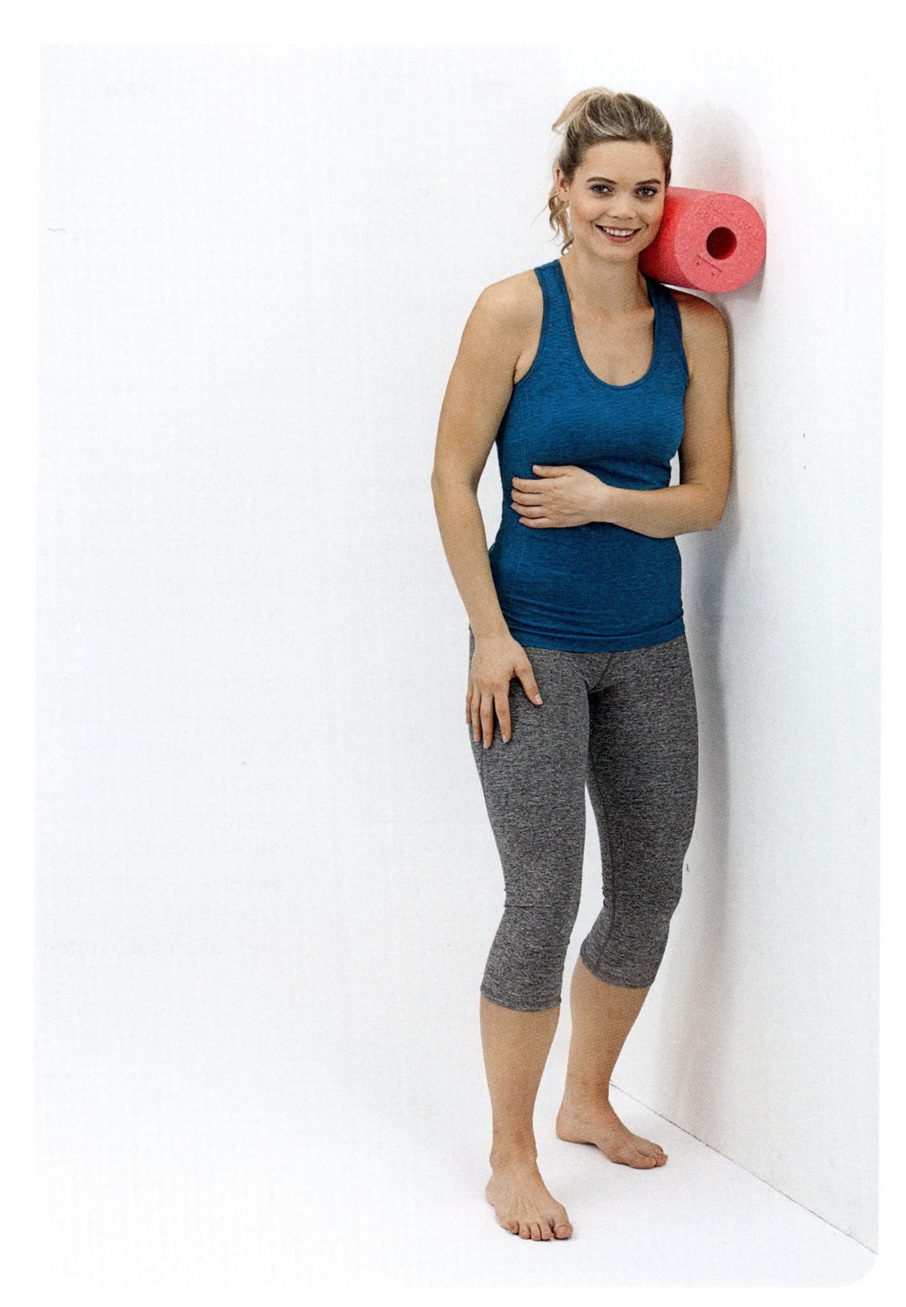

» Die Intensität der Übung regulieren Sie darüber, wie weit Ihre Füße von der Wand wegstellen.

Wirbelgelenke mobilisieren

» Die Faszienrolle können Sie auch sehr gut als Instrument für die Mobilisation nutzen. So können Sie die Wirbelgelenke der Halswirbelsäule über die Rolle (als »Umlenkrolle«) bewegen und lockern. Darüber bringen Sie gezielte Bewegungsreize in die Gelenke und erreichen mehr Beweglichkeit, bessere Bewegungskontrolle und reduzierte Schmerzen.

Ausgangsposition: Sie stehen seitlich an der Wand und haben die Rolle an der Stelle am Nacken platziert, an der Sie Ihre Bewegungsstörung (z. B. Schmerz oder Steifigkeit) spüren. Dazu benötigen Sie vorerst noch keinen starken Druck auf die Rolle. Sie können Ihre Füße also näher an die Wand setzen.

Die Füße stehen nebeneinander oder in einer leichten Schrittstellung.

Bewegung: Bewegen Sie den Kopf über die Rolle in Richtung Wand. Dabei »knicken« Sie – oder besser: beugen – den Nacken seitlich an. Sie können diese Übung anfangs mit einem kleinen Ausmaß der Bewegung vornehmen. Mit der Zeit, wenn sich die Übung bei Ihnen bewährt hat, vergrößern Sie das Bewegungsausmaß langsam, aber kontinuierlich. Achten Sie auch auf ein angenehmes Bewegungstempo und vermeiden Sie ruckartige Bewegungen.

Endposition: Sie haben das Ende der Bewegung erreicht, wenn sich das Ohr der Rolle angenähert hat. Das merken Sie daran, dass keine weitere harmonische Beugung zur Seite mehr möglich. Stoppen Sie die Bewegung an dieser Stelle und kehren Sie in die Ausgangsposition zurück.

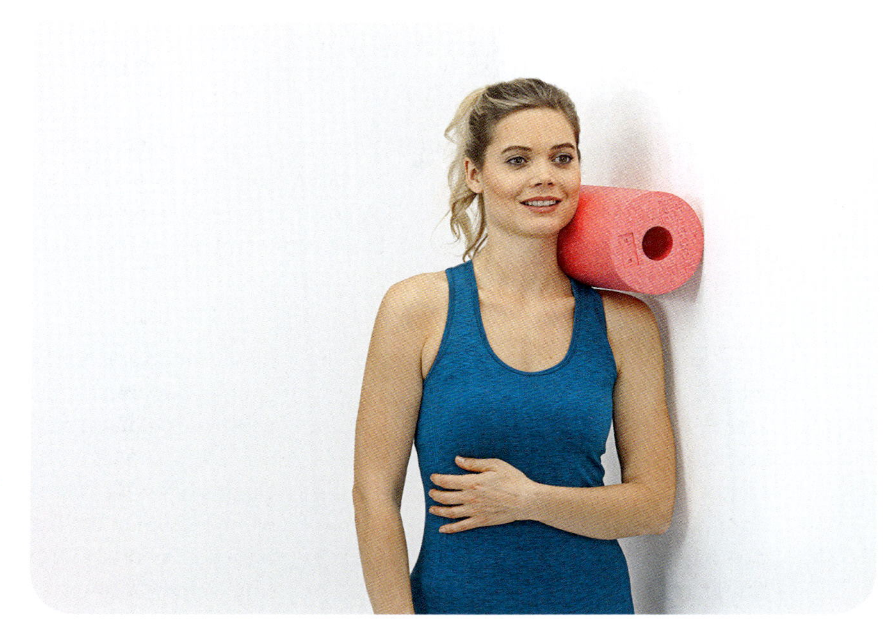

» Suchen Sie die Stelle, die besonders schmerzhaft ist. Bauen Sie anfangs aber keinen zu hohen Druck auf.

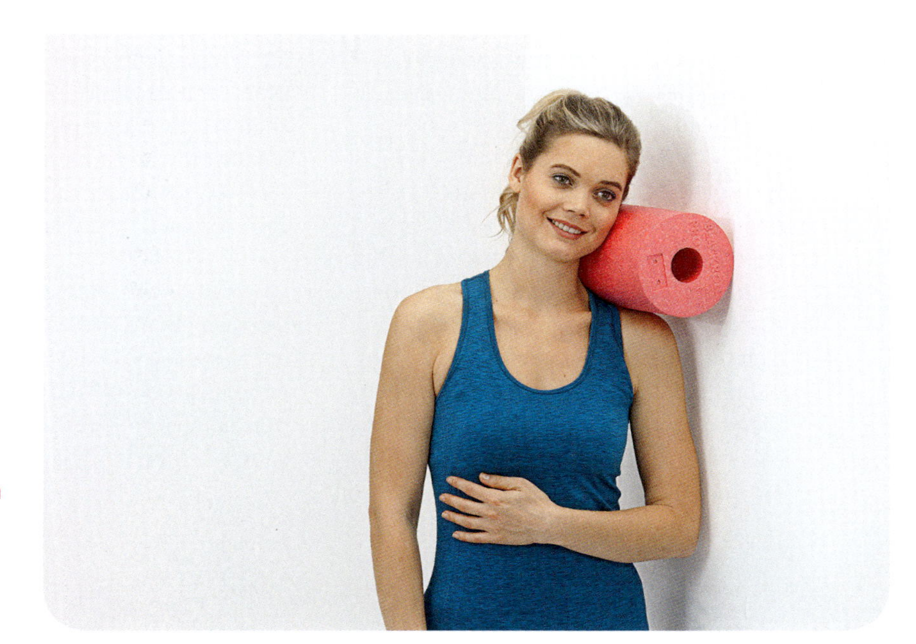

» Sie »knicken« (oder beugen) den Nacken seitlich an. Beginnen Sie zuerst mit einer kleinen Bewegung.

Rückseitigen Nacken ausrollen

» Vor allem die im rückseitigen Nacken liegenden Streckmuskeln neigen dazu, sich anzuspannen, was schnell zu Kopf- oder Gesichtsschmerzen führen kann. Kennen Sie das Gefühl, wenn sich die Spannung von hinten wie eine Kapuze über Nacken, Kopf bis in die Stirn ausbreitet? Dann ist diese Übung ideal für Sie.

Ausgangsposition: Sie stehen mit dem Rücken zur Wand, die Füße sind etwa eine Fußlänge von der Wand entfernt und Sie haben die Rolle im Nacken. Je weiter Sie die Füße von der Wand entfernt aufstellen, desto intensiver wird der Druck, den Ihr Körper auf die Rolle bringt. Holen Sie Ihr Kinn etwas nach vorn unten und halten Sie den Nacken dadurch lang. In der Nackenregion benötigen Sie keinen sehr intensiven Druck für ein effektives Rollout. Dieser Bereich ist da eher etwas sensibel.

Bewegung: Geben Sie einen noch angenehmen Druck auf die Rolle und versuchen Sie, diesen Druck möglichst flächig zu halten. Warten Sie eventuell mit der ersten Rollout-Bewegung so lange, bis sich Ihr Nacken etwas an den Druck gewöhnt hat. Vielleicht ist Ihnen dabei eine kleine Vorübung von Nutzen: Nehmen Sie etwas Druck in die Rolle auf, halten Sie diesen Druck etwa fünf Sekunden und dann lösen Sie ihn wieder. Diese Übung können Sie 12- bis 15-mal vor dem eigentlichen Rollout machen.

Dann starten Sie: Für das Rollout haben Sie die Rolle im Nacken, knapp oberhalb der Schultern. Wenn Sie nun in die Knie gehen (mit leichtem Druck), rollen Sie die Faszie nach oben durch. Sie können mit der Übung auch umgekehrt verfahren. Dann beginnen Sie mit gebeugten Knien, mit der Rolle knapp unterhalb des Hinterkopfs. Mit der Kniestreckung rollen Sie nun nach unten (Richtung Schultern) ab. Sie können auch den Kopf etwas dabei drehen.

Endposition: In der ersten Version, wenn Sie nach oben abrollen, endet das Rollout am Hinterkopf. In der zweiten Version endet das Rollout an der Schulter. Stoppen Sie hier und kommen Sie in Ihre Ausgangsposition zurück.

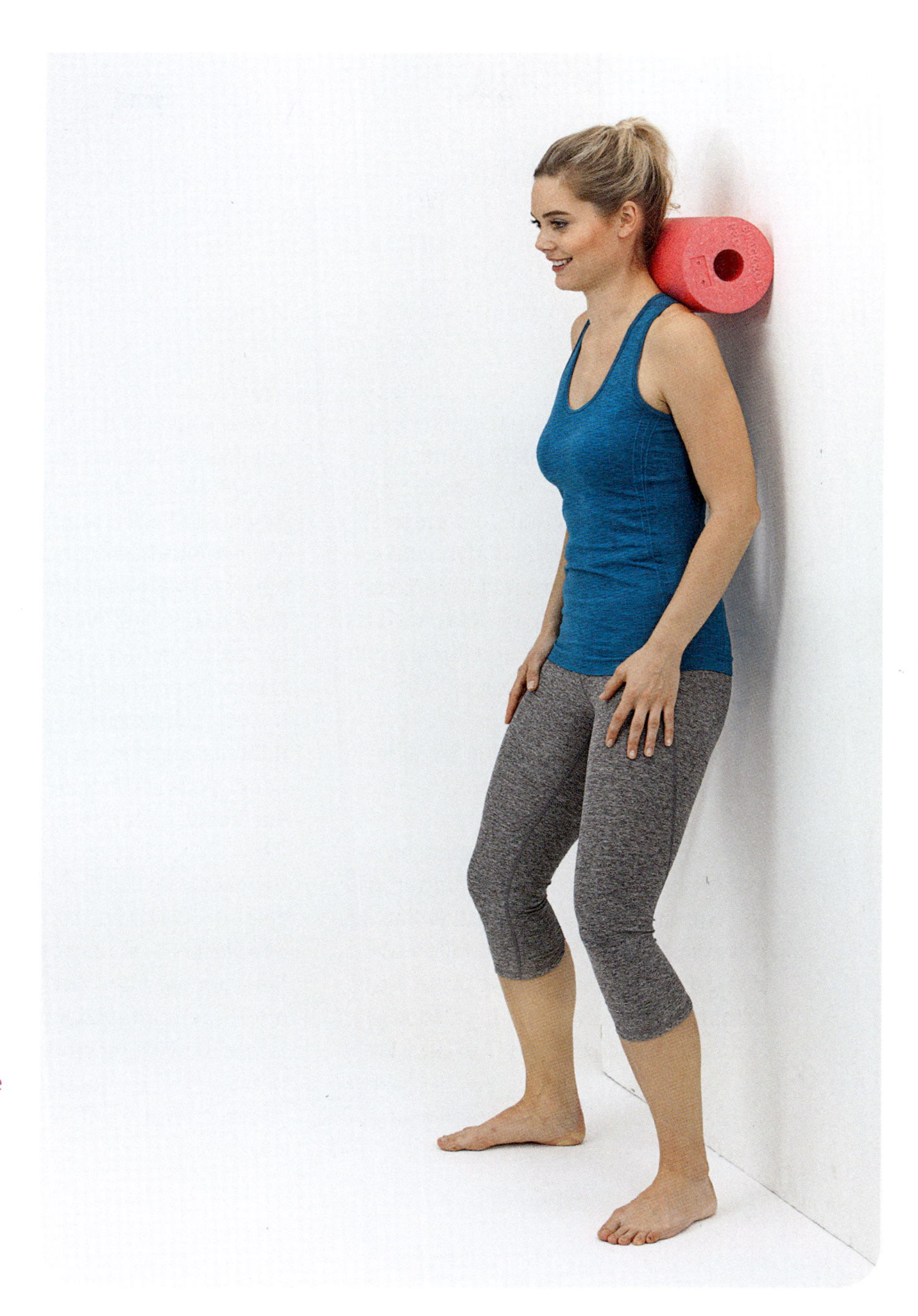

Beginnen Sie vorsichtig. Gewöhnen Sie Ihren Nacken an die Arbeit mit einer kleinen Vorübung.

Kopfgelenke stabilisieren

» Mit der kleinen »Nickbewegung« stabilisieren Sie vornehmlich die oberen Kopfgelenke. Sie bringt die kurzen Nackenstreckmuskeln in eine angenehme Verlängerung, die Sie mit kleinen Rollout-Bewegungen noch zusätzlich entspannen können. Die Nackenbeuger auf der Vorderseite sind oft eher schwach, werden so aber intensiv aktiviert und müssen in die Bewegung eingreifen – ob sie wollen oder nicht.

Ausgangsposition: Sie stehen mit dem Rücken zur Wand, haben die Knie nur leicht gebeugt und die Rolle am Hinterkopf zwischen Wand und Kopf eingeklemmt. Das Becken/Gesäß können Sie bei dieser Übung gerne an der Wand ablegen. Positionieren Sie die Rolle so, dass sie sich noch leicht über den Hinterkopf in den oberen Nacken rollen lässt.

Bewegung: Mit einer kleinen »Nickbewegung« des Kopfs (der oberen Kopfgelenke) rollen Sie den Hinterkopf sanft über die Rolle. Die Nickbewegung müssen Sie wirklich klein halten. Sie soll gerade einmal so groß sein, dass Sie die Rollbewegung der Blackroll noch wahrnehmen. Es handelt sich dabei um eine Bewegung zwischen Kopf und Nacken, so als würde sich der Kopf auf dem Nacken drehen. Stellen Sie sich eine Kette mit drei Perlen vor: Kopf, Nacken und Rumpf. Nun findet die Bewegung zwischen den Perlen Kopf und Nacken statt. Mit der Nickbewegung (Sie richten dabei den Blick gen Boden) rollen Sie die Rolle nach oben. Wenn Sie den Kopf wieder anheben (der Blick geht geradeaus), rollen Sie nach unten ab. Betonen Sie ruhig versuchshalber beide Richtungen des Rollouts (nach oben und nach unten) mit dem Druck in die Rolle. Testen Sie, welche Richtung für Sie angenehmer ist.

Endposition: Die Rollout-Bewegung ist zu Ende, wenn Sie das Gefühl eines »langen Nackens« erreicht haben. Wenn die Rolle gerade über den knöchernen Wulst am Hinterkopf rutschen möchte, können Sie die Bewegung stoppen.

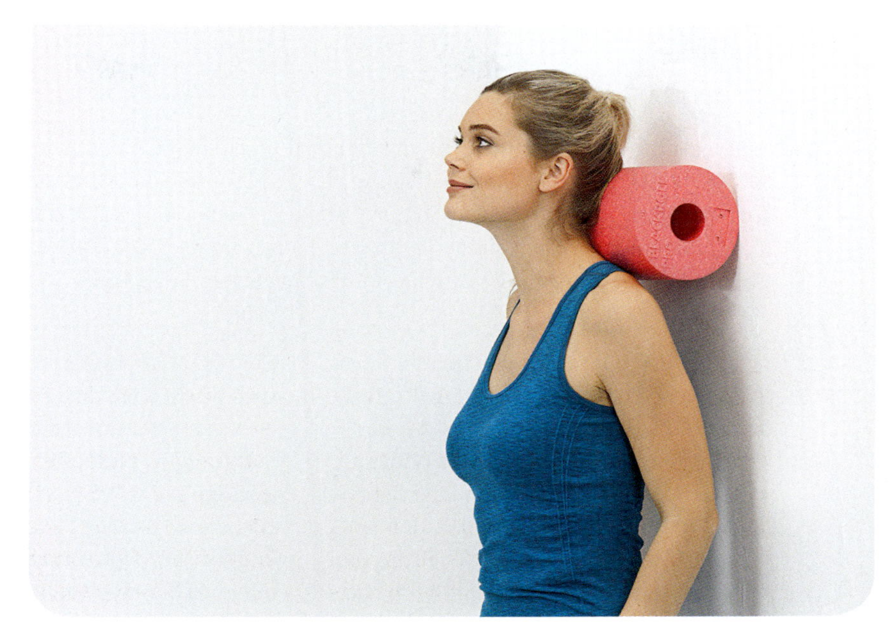

» Halten Sie die Nickbewegung klein. Es reicht, wenn Sie die Rollbewegung der Blackroll gerade noch wahrnehmen.

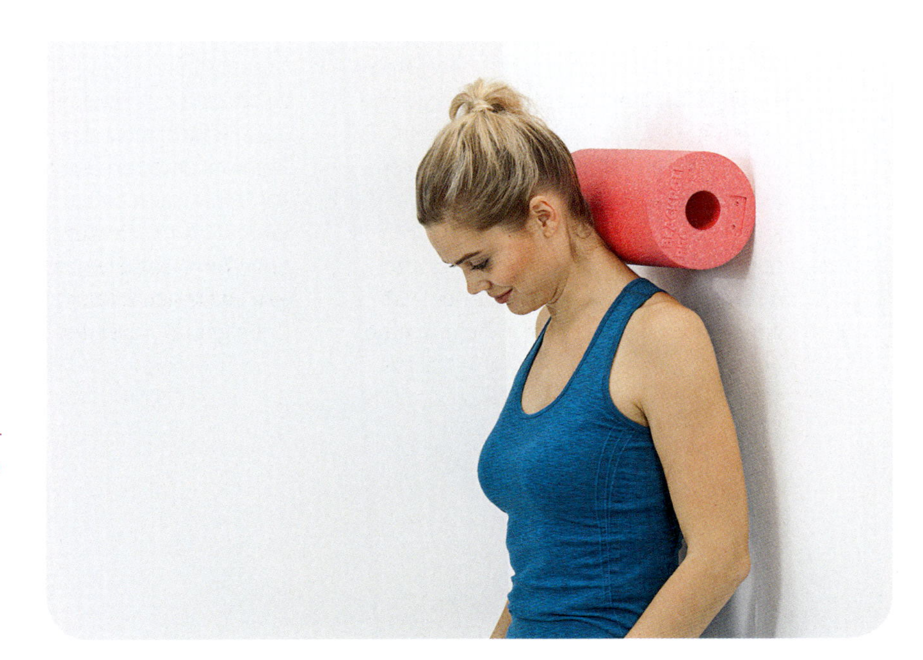

» Mit der Nickbewegung (Sie richten dabei den Blick gen Boden) rollen Sie die Rolle nach oben.

Nacken massieren

» Wäre es nicht klasse, Sie könnten die Verspannungen einfach aus dem Nacken rollen, wie die Klümpchen aus einem Teig? Sozusagen ein Verspannungsteigroller zum persönlichen Gebrauch. Genau das ist mit der Blackroll Mini und einem kleinen Stab (Kochlöffel) möglich. Die kleine Blackroll ermöglicht so ein einfaches Rollout nach dem Teigprinzip.

Ausgangsposition: Stecken Sie den Kochlöffel durch die Bohrung der Blackroll Mini und halten Sie die Enden fest. Für diese Übung können Sie stehen oder sitzen. Halten Sie Ihren Nacken lang dabei (nehmen Sie das Kinn Richtung Hals und strecken Sie den Hinterkopf Richtung Decke), dann vergrößern Sie die Rollfläche für Ihren Verspannungsroller. Sie können auch während des Rollouts den Kopf etwas drehen oder ihn zur Seite neigen. So kommen Sie an immer neue verspannte Stellen heran und können dort ebenfalls für Entspannung und mehr Beweglichkeit sorgen.

Bewegung: Nun können Sie mit Ihrem Verspannungsroller den gesamten Nacken (seitlich, hinten) abrollen und die Druckrichtung dabei immer variieren und kontrollieren. Rollen Sie in beide Richtungen (nach oben und unten) am Nacken.

Endposition: Jeweils am Schultergürtel oder am knöchernen Hinterkopf stoppen Sie das Rollout und kehren in die Ausgangsposition zurück.

Stabilisationsübung: Klemmen Sie einen kleinen Ball unter das Kinn. Beugen Sie den Kopf nicht zu weit nach vorn, halten Sie den Nacken aufgerichtet. Nun können Sie z. B. den Kopf drehen, ohne den Ball zu verlieren. Auch dergestalt hinsetzen und aufstehen fordern heraus.

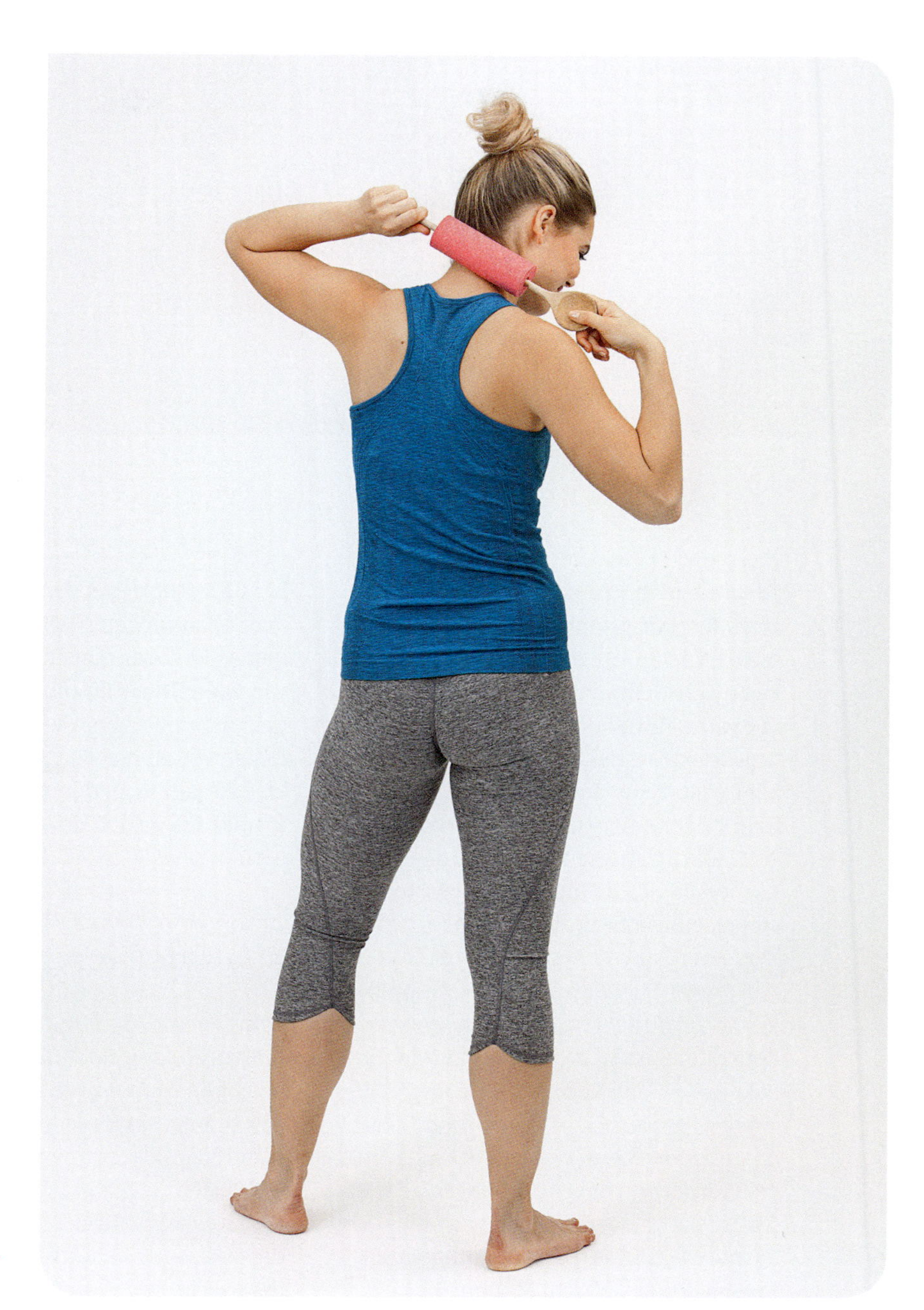

» Drehen Sie den Kopf oder neigen Sie ihn während des Rollouts. Stoppen Sie die Bewegung am Schultergürtel oder am knöchernen Hinterkopf.

Cool-down: Rücken verwöhnen

Faszientraining erhöht ja auch Ihre Wahrnehmung dem eigenen Körper gegenüber. Mit diesen Übungen entspannen Sie – und lernen sich selbst noch besser kennen.

Vor allem in den oberen Schichten unseres Fasziensystems herrscht eine immense Dichte von Rezeptoren für die Eigenwahrnehmung. Unter den dort ansässigen »Fühlern« sind viele Bewegungssensoren (Mechanorezeptoren), die vor allem dafür zuständig sind, Spannungen, Druck oder Bewegung wahrzunehmen. Aber sie registrieren auch die Lage des Körpers im Raum und das bewusste Bewegen einzelner Körperregionen.

Ziel dieses Trainings ist es, die Rezeptoren so zu aktivieren, dass Bewegungen eine mühelose und spielerische Anmut bekommen. Die Rezeptoren reagieren besonders gut auf Zug-, Druck- und Vibrationsreize, die Sie in den Bewegungen gezielt einsetzen. Bei den Übungen geht es für Sie darum, verstärkt »in sich hineinzuspüren« und bewusst Spannung und Entspannung wahrzunehmen. Beispiel: Bei vielen Bewegungen nehmen wir innere Spannungen, Zugkräfte, einfache Blockaden oder manchmal auch Schmerzen wahr. Diese Empfindungen müssen uns nicht unbedingt verunsichern. Im Gegenteil, an diesen Wahrnehmungen – und vor allem an deren Verbesserung – können Sie gezielt arbeiten.

Schmerzrezeptoren übertrumpfen

Beim Thema »Spannung« ist häufig auch die Muskulatur oder das Fasziensystem betroffen. Sind dort die Funktionen eingeschränkt, lässt sich der Spannungszustand (damit auch die Kraftentwicklung) nicht mehr vollständig kontrollieren. Durch regelmäßiges Bewegen können Sie die Spannung im Rücken wieder regulieren. Zudem: Wenn Sie die Rezeptoren

der Faszien intensiv aktivieren, können sie die Schmerzrezeptoren überlagern. Denn: Nur der stärkere Reiz kommt zum Gehirn durch. Konzentriert sich unser Nervensystem also auf die Verarbeitung von Bewegungsreizen, bleibt für die Schmerzwahrnehmung nur noch wenig Kapazität übrig. Die Folge: Der Schmerzreiz geht regelrecht in der Informationsflut unter.

Während Sie die Übungen für die Wahrnehmung vornehmen, kommen auch kleine zusätzliche Bewegungen zum Einsatz, die sofort für Entspannung oder Mobilisation sorgen. Diese zusätzlichen Bewegungen können Sie sowohl mit einem kleinen als auch einem großen Ausmaß der Bewegung machen. Ebenfalls können Sie Bewegungstempo (schnell bis langsam) variieren und anpassen. Wichtig ist dabei immer: Sie müssen die Bewegung als angenehm empfinden, es sollte richtiges Wohlbefinden entstehen.

Atmung einsetzen

Kombinieren Sie die Übungen mit einer tieferen und lösenden Atmung. Machen Sie tiefe und langsame, kontrollierte Atemzüge, die Ihre Muskeln effektiv mit Sauerstoff versorgen und dabei viel Bewegung in den Brustkorb bringen. Nur ein beweglicher Brustkorb liefert eine ausreichende Atemkapazität für sportliche Belastungen. Um Ihre Atemzüge zu vertiefen, zählen Sie die Atemzüge (Einatmen und Ausatmen = ein Atemzug) pro Minute. Wenn Sie diese Anzahl reduzieren möchten, ohne dabei die Luft anzuhalten, klappt das nur, indem Sie tiefer atmen. Normalerweise macht ein Mensch pro Minute zwischen 16 und 20 Atemzüge. Versuchen Sie mit tieferen (damit auch längeren) Atemzügen unter 10 Züge pro Minute zu kommen. Auch lange Ganzkörperstretches verbessern die Wahrnehmung und lösen Verspannungen und Verklebungen im Fasziengewebe.

Generell gilt: Beginnen Sie bei den Übungen mit 3–4 Durchgängen pro Übung, in denen Sie 15–25 Wiederholungen durchführen, sofern nichts anderes bei der Übung steht. Wenn Sie das Programm bereits kennen und es einige Male durchgeführt haben, können Sie die Wiederholungen oder Durchgänge steigern.

Cat stretch – Katzendehnung

» Die Ausgangsposition dieser Übung (Cat stretch) ist tatsächlich multifunktionell. Sie können sehr effektive Stretches (Dehnungen) der Rückenfaszie durchführen, die von kleinen, sanften Bewegungen der Beine, der Arme, des Beckens oder des Oberkörpers begleitet werden können. Denn: Die Rückenfaszie lässt sich sehr gerne von den Arm- und Beinfaszien beeinflussen.

Ausgangsposition: Sie stehen vor einem Stuhl mit Lehne und halten sich mit beiden Händen daran fest. Die Füße stehen so weit vom Stuhl entfernt, dass Sie in der Hüfte eine angenehme 90-Grad-Beugung haben.

Bewegung: Beugen Sie den Oberkörper langsam nach vorn und nehmen Sie die Spannung im Rücken wahr. Nun rollen Sie den Oberkörper nach oben auf (Sie machen einen Katzenbuckel). Das steigert die Spannung im Rücken. Um dieses Spannungsgefühl zu verändern, räkeln Sie sich mit dem Oberkörper wie eine Katze. Oder Sie bewegen langsam und sanft die Arme im selben Rhythmus. Ziehen Sie Ihren Oberkörper dazu mit den Armen nach vorn oder nach unten. Kippen Sie das Becken abwechselnd nach vorn oder hinten, beugen, bzw. strecken, Sie die Knie im Wechsel. Verlagern Sie Ihr Gewicht abwechselnd auf die Fersen und auf die Zehenspitzen. Genießen Sie diese Bewegungen. Machen Sie langsame, geschmeidige Bewegungen und vermeiden Sie ruckartige oder unkontrollierte Bewegungen.

Diese Übung können Sie in mehrere Bewegungszyklen einteilen: z.B. Arme, Beine, Becken. Bewegen Sie sich je zwischen 20–40 Sekunden. Machen Sie 5–8 Durchgänge pro Arm-Bein-Becken-Zyklus.

Endposition: Sie beginnen mit einem langen, gestreckten Rücken und haben das Ende der Bewegung in einem harmonisch gebeugten Rücken erreicht.

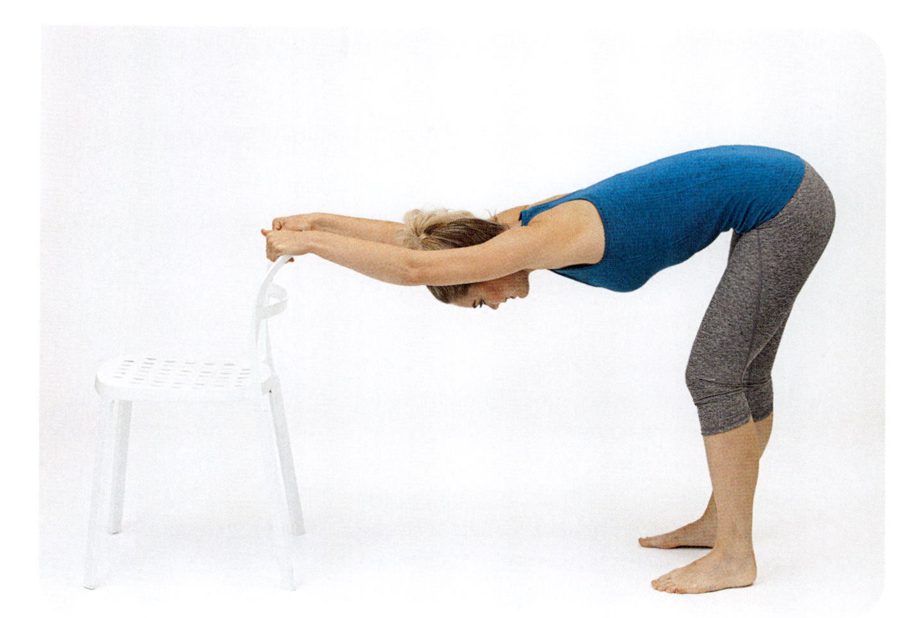

» Räkeln Sie sich mit dem Oberkörper wie eine Katze, bewegen Sie langsam und sanft Arme und Beine.

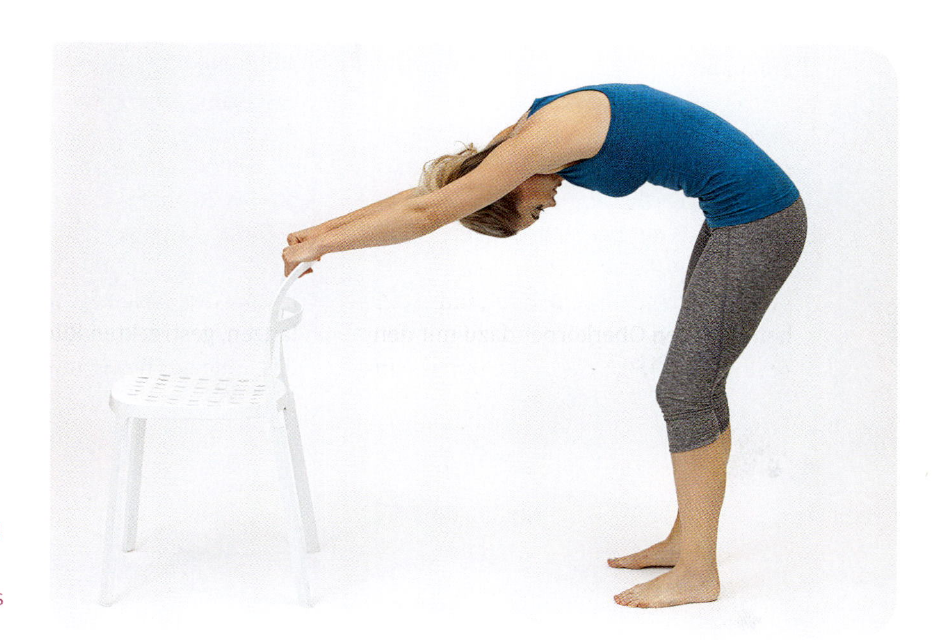

» Genießen Sie die Übung! Vergessen Sie aber dabei das Atmen nicht.

Lange Rückenfaszie mobilisieren

» Ein variabler Druck auf die lange Rückenfaszie (»Fascia thoracolumbalis«, Seite 15) können Sie leicht über die Faszienrolle aufbauen und nutzen, um die Faszienkette sanft zu mobilisieren. Sie haben die Möglichkeit, den Druck über die Rolle in verschiedenen Höhen (Becken, untere LWS, mittlere LWS, obere LWS) anzuwenden.

Ausgangsposition: Legen Sie sich auf den Rücken und packen Sie die Faszienrolle in der gewünschten Höhe (Becken, untere, mittlere oder obere Lendenwirbelsäule) unter den Körper. Am besten stützen Sie sich mit beiden Armen seitlich etwas ab, während Sie beide Beine nach oben strecken und in dieser Position halten. Lassen Sie den Oberkörper sanft auf die Rolle absinken und genießen Sie die Entspannung.

Bewegung: Nun strecken Sie im Wechsel ein Bein weiter nach oben in Richtung Zimmerdecke. Diese Bewegung können Sie aus der Hüfte, dem Becken, auch aus den Knien oder den Fußgelenken aufbauen. Versuchen Sie, während Sie das eine Bein nach oben strecken, das andere Bein etwas nach unten zu ziehen. Wechseln Sie öfter die Bewegungsstrategie. Mit einem leichten Druck über beide Arme auf den Boden stabilisieren Sie den Körpermittelpunkt.

Endposition: Ein Bewegungszyklus endet in der Position: Ein Bein geht in der Bewegung weiter nach oben, während das andere Bein nach unten gezogen wird. Wiederholen Sie die Bewegung 20- bis 30-mal und machen Sie davon 4–5 Durchgänge.

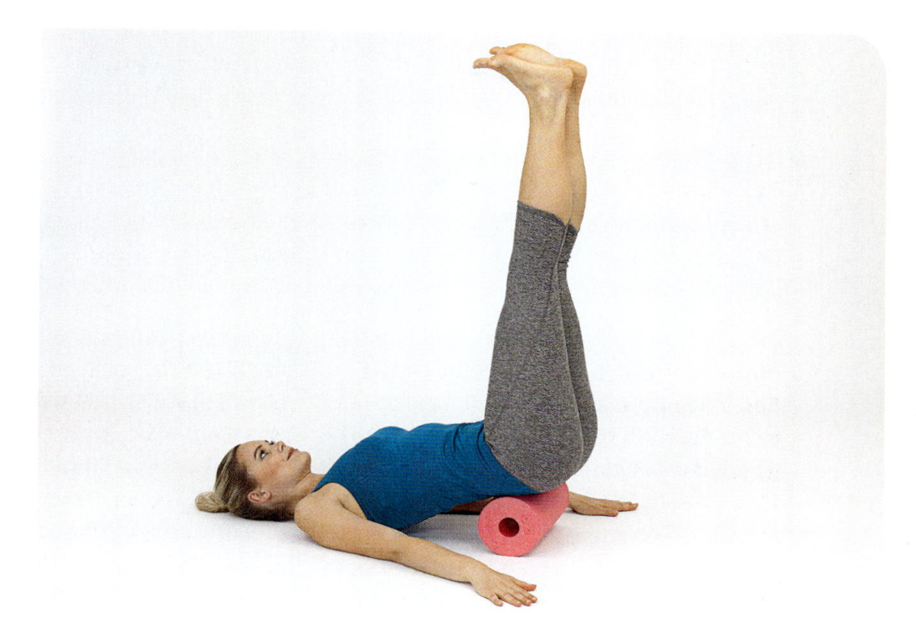

» Stützen Sie sich mit beiden Armen seitlich etwas ab, während Sie beide Beine nach oben strecken.

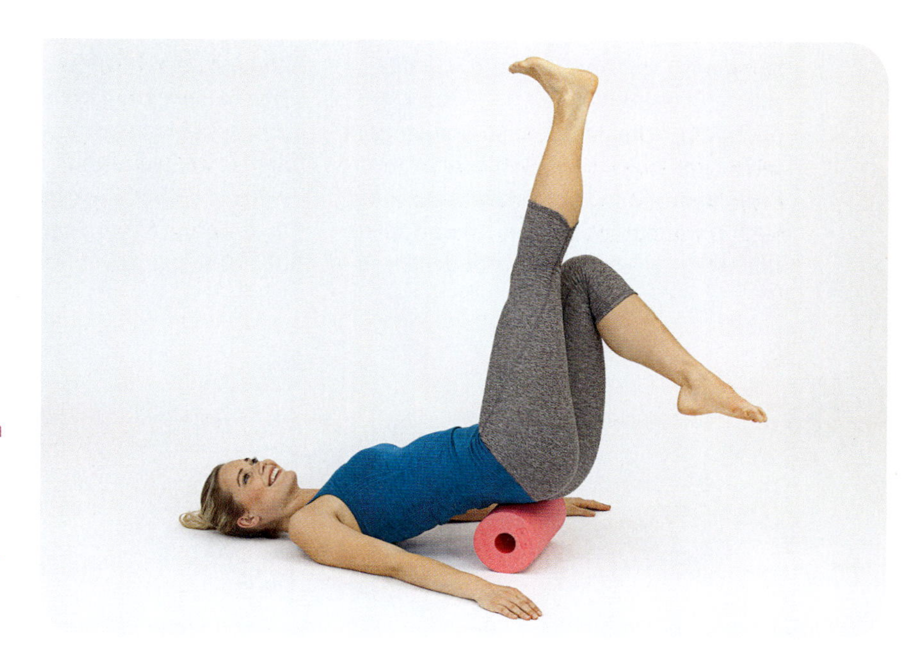

» Die Streckbewegung nach oben kommt aus der Hüfte, dem Becken, den Knien oder den Fußgelenken.

Oberkörper entspannen

» Die langsam schlängelnde Entspannung der Faszien im Bärenstand ist zu Beginn sicherlich gewöhnungsbedürftig. Sie werden aber sehr schnell ihr beruhigendes Potenzial für mehr Elastizität und eine reibungsfreie und gelöste Beweglichkeit der Wirbelsäule spüren.

Ausgangsposition: Sie gehen in den Bärenstand. Dabei haben Sie beide Hände und beide Füße auf dem Boden aufgestellt, die Hüftgelenke sind etwa bei 90 Grad gebeugt. Positionieren Sie die Hände leicht vor den Schultern, um die Schultergelenke bei der Stützfunktion nicht zu überlasten. Stellen Sie die Füße deutlich unterhalb der Hüfte auf, um die Spannung zu dosieren.

Bewegung: Führen Sie sanfte schlängelnde Bewegungen mit dem Oberkörper nach oben und unten oder auch nach rechts und links durch. Wölben Sie Ihren Rücken entspannt nach oben und ziehen Sie ihn wieder nach unten ein und zusammen. Lassen Sie die Welle der Bewegung von oben (von den Schultern und dem Nacken) nach unten (an das Becken und die Lendenwirbelsäule) wandern und spüren Sie nach, wie der Rücken dabei immer beweglicher und elastischer wird. Sie können dabei auch Ihre Knie im Wechsel anbeugen und strecken.

Endposition: Eine klar definierte Endposition gibt es bei dieser Übung eigentlich nicht, da Sie die Übung am Stück, also nonstop, durchführen. Dennoch stoppen Sie die Bewegung, wenn Sie aus der Ausgangsposition starten, an der Stelle, an der Sie am weitesten von der Mitte abweichen (nach oben, unten, rechts oder links), ohne ein unangenehmes Empfinden dabei zu haben.

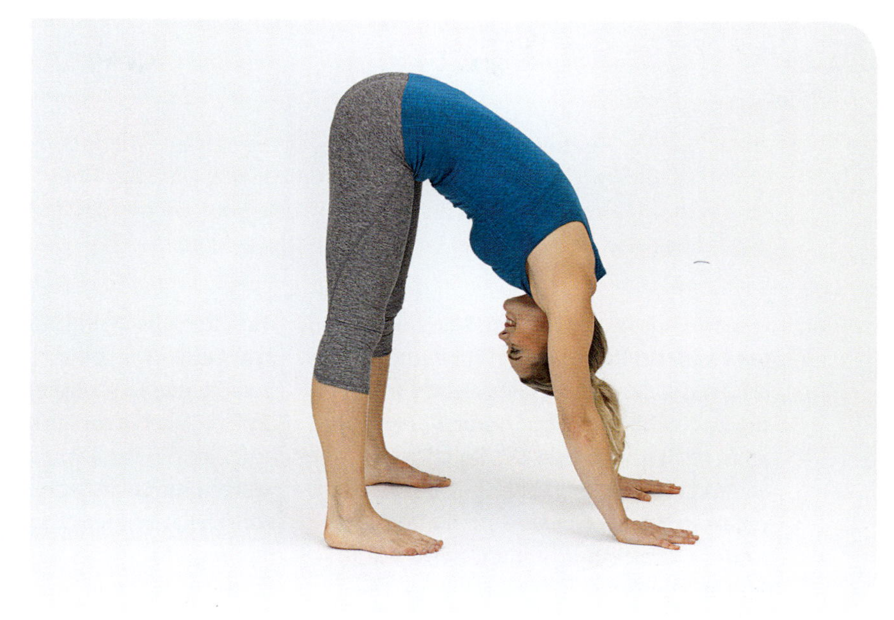

» Wölben Sie Ihren Rücken entspannt nach oben und ziehen Sie ihn wieder nach unten ein.

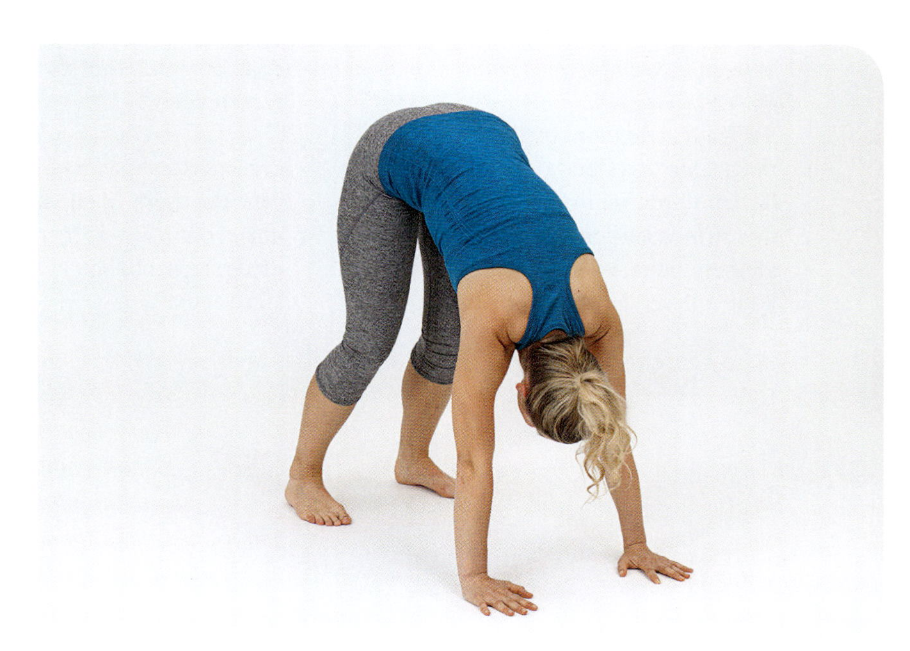

» Lassen Sie die Welle der Bewegung von oben nach unten durch den Körper wandern.

Faszien aufladen

» Laden Sie Ihre Faszien mit geballter Bewegungsenergie auf. Sie werden fühlen können, wie leicht Bewegung sein kann. Eine kleine »vorbereitende Gegenbewegung« kann dabei wahre Wunder vollbringen und trainiert zudem die Elastizität und Dynamik der Faszienkette.

Ausgangsposition: Im Stand nehmen Sie die Faszienrolle in beide Hände und halten Sie sie der Länge nach. Nehmen Sie die Rolle über den Kopf, sodass die lange Seite nach oben zeigt. Die Rolle steht also senkrecht. Über die Spannung der Bauchmuskeln sichern Sie eine stabile Körpermitte und verhindern ungünstige Belastungen während der Bewegung. Die Beine stehen mehr als beckenbreit auseinander und die Knie sollten Sie leicht anbeugen.

Bewegung: In einer ersten Bewegung neigen Sie den Oberkörper auf eine Seite. Dabei führen Sie die Faszienrolle mit beiden Armen mit. Neigen Sie sich nur so weit zur Seite, wie Sie die Bewegung gut kontrollieren können und ein angenehmes, leichtes Spannungsgefühl an der anderen Körperseite wahrnehmen. Haben Sie diesen Punkt erreicht, richten Sie den Oberkörper wieder in die Mitte auf. Das Ziel der Übung ist, beide Bewegungen möglichst schnell, aber dennoch kontrolliert zu koppeln, also hintereinanderzubringen. Das heißt, Sie neigen Ihren Oberkörper auf eine Seite und richten ihn sofort wieder zur Mitte auf. Dabei fungiert die Faszienrolle als Gewicht, dass Sie durch Ihre Körperbewegung beschleunigen.

Endposition: Das Ende der Bewegung ist erreicht, wenn Sie den Oberkörper wieder in der Mitte aufgerichtet haben und die Faszienrolle über Ihrem Kopf in den Händen halten.

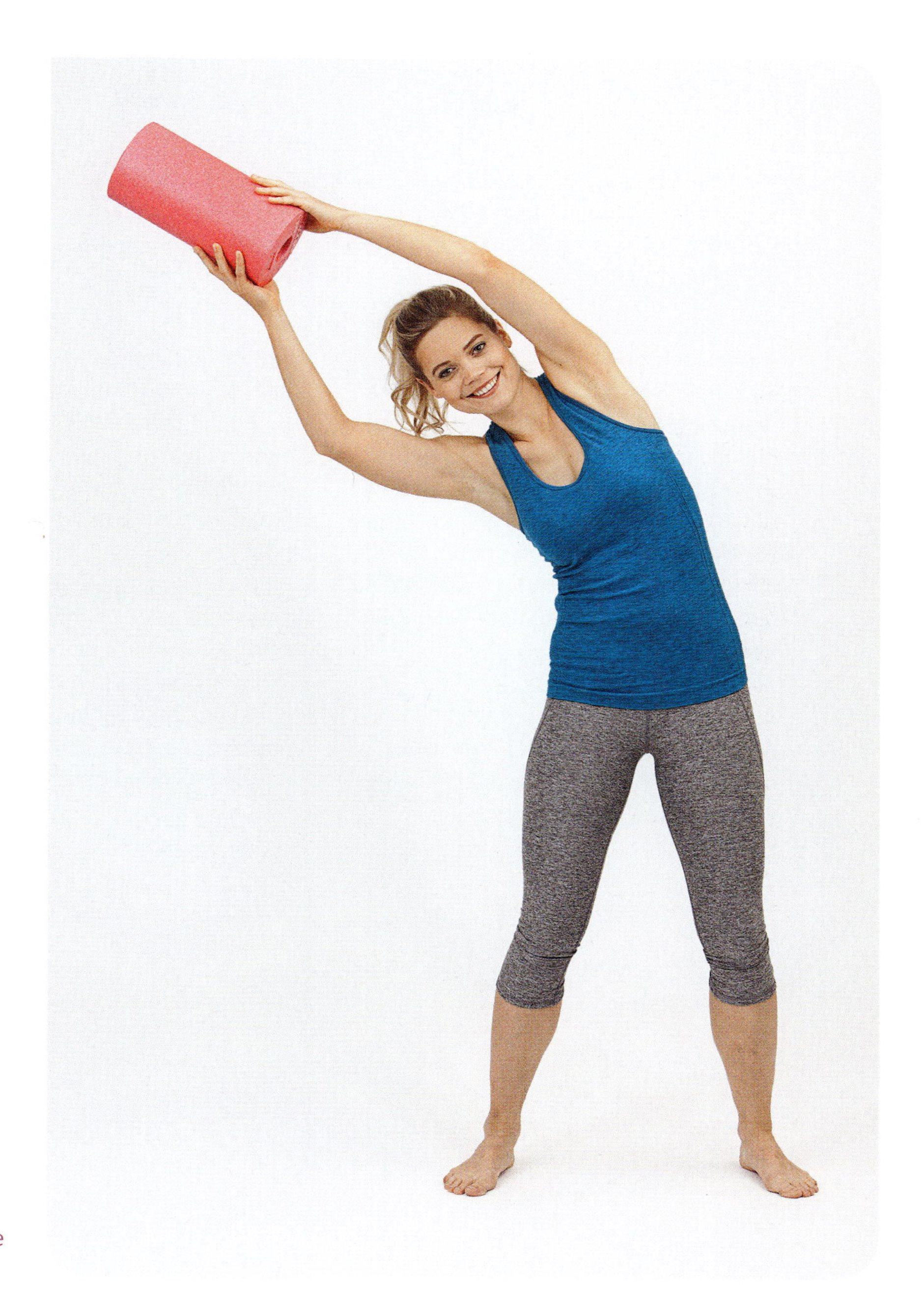

» Neigen Sie nur so weit zur Seite, bis Sie ein angenehmes Spannungsgefühl auf der anderen Körperseite haben.

Vordere und hintere Faszienkette fordern

» Wenn Sie langsame Bewegungen mit Koordination verknüpfen, bringen Sie Ihre Faszien auch so richtig in Schwung. Bei dieser Übung müssen vor allem die vordere und hintere Faszienkette arbeiten und sich dynamisch und elastisch an die Bewegung anpassen.

Ausgangsposition: In Bauchlage nehmen Sie die Rolle in beide Hände und halten sie quer vor dem Kopf. Dabei sind beide Ellbogen und die Rolle nicht auf dem Boden abgelegt, halten Sie Arme und Rolle in der Luft. Die Beine sind nicht ganz gestreckt im Kniegelenk (sie sind immer leicht gebeugt), die Zehenspitzen können Sie beckenbreit auf dem Boden aufstellen.

Bewegung: Sie nehmen die Rolle mit einer Hand hinter den Oberkörper und bringen die Ferse des diagonalen Beins von der anderen Seite an die Rolle. Sie halten z. B. die Rolle mit der rechten Hand und bringen die linke Ferse an das andere Ende der Rolle. Diese Position können Sie 1–2 Sekunden halten, bevor Sie sich in die Ausgangsposition zurückbewegen.

Endposition: Am Ende der Bewegung sind Sie wieder in der Ausgangsposition: Sie halten die Rolle mit beiden Händen quer vor dem Kopf und beide Füße stehen mit den Zehenspitzen auf dem Boden. Die Knie sind leicht gebeugt.

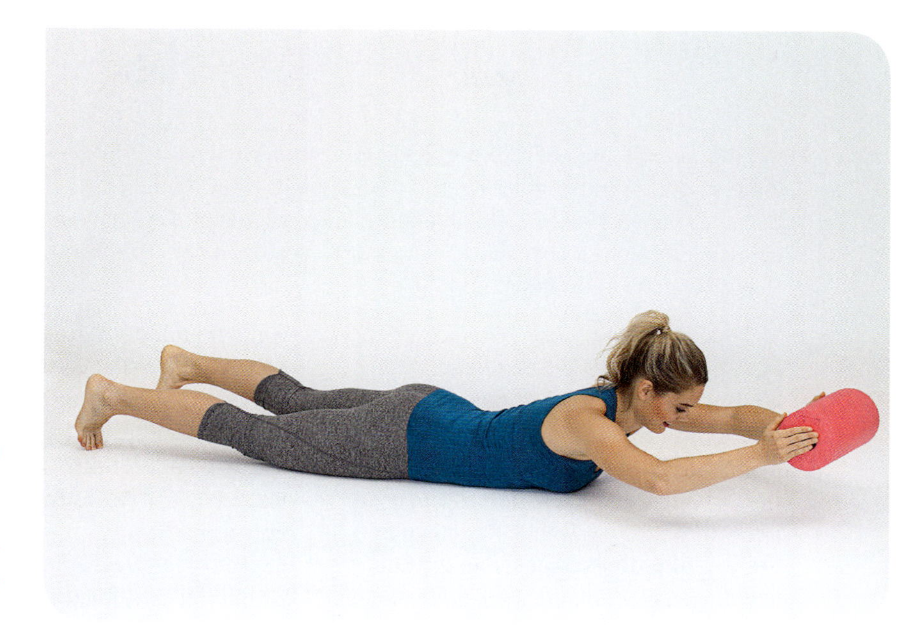

» Legen Sie beide Ellbogen und die Rolle nicht auf dem Boden ab, sondern halten Sie sie in der Luft.

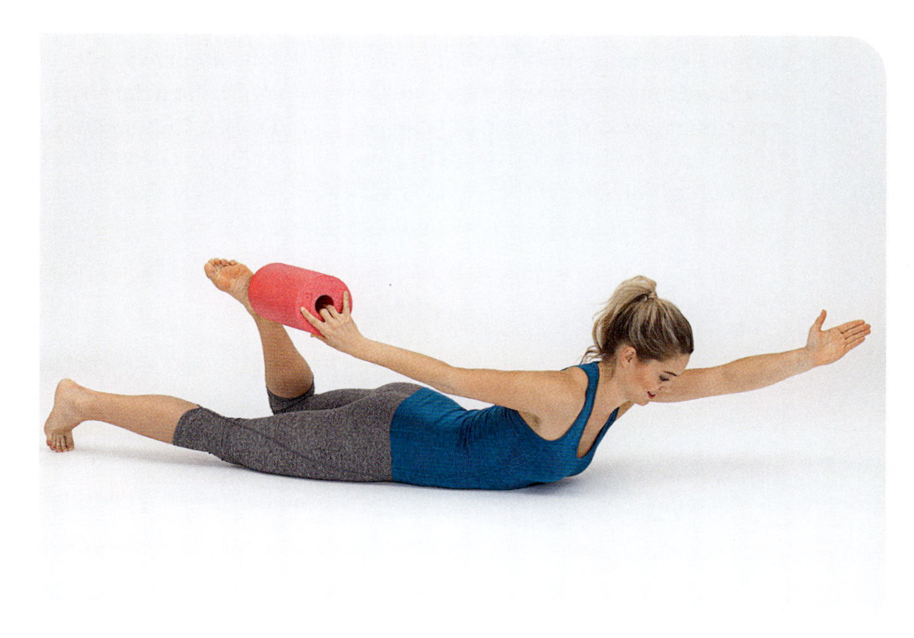

» Berühren sich Hand und Fuß an der Rolle, halten Sie diese Position für 1–2 Sekunden.

Drehend stabilisieren

» Die Drehung des eigenen Körpers zu kontrollieren ist eine wichtige Aufgabe an die Stabilitätsmuskeln und das Fasziensystem. Wichtig dabei ist vor allem, dass Bauch- und Rückenmuskeln optimal zusammenspielen – also das kontrollierte, dynamische Verhalten der »Frontline« (Seite 16) und »Backline« (Seite 15).

Ausgangsposition: Sie liegen auf dem Rücken und halten die Rolle mit beiden Händen vor dem Oberkörper fest.

Bewegung: Das Ziel ist, dass Sie sich von der Rückenlage einfach auf den Bauch drehen. Allerdings ohne dabei die Ellbogen, Unterarme, Hände oder die Rolle mit dem Boden in Kontakt zu bringen. Auch sollten Sie die Drehbewegung des Oberkörpers unbedingt während der gesamten Bewegung kontrollieren und steuern können. Also führen Sie bitte keine schnellen oder gar ruckartigen Drehungen durch. Den Oberkörper einfach auf die andere Seite fallen zu lassen ist ebenfalls keine Option für Sie. Sie sollen die Drehung langsam (fast im Zeitlupentempo) durchführen und dabei die Rolle permanent in der Luft halten.

Endposition: Das Ende der Bewegung ist mit der Bauchlage erreicht. Halten Sie während der gesamten Drehung die Bauchmuskeln etwas angespannt. In Bauchlage halten Sie die Rolle dann quer vor das Gesicht. Nun drehen Sie wieder in die Ausgangsposition zurück und wiederholen die Drehung – auch gerne einmal über die andere Seite.

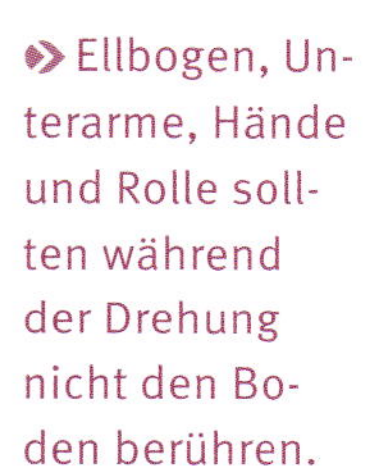

» Ellbogen, Unterarme, Hände und Rolle sollten während der Drehung nicht den Boden berühren.

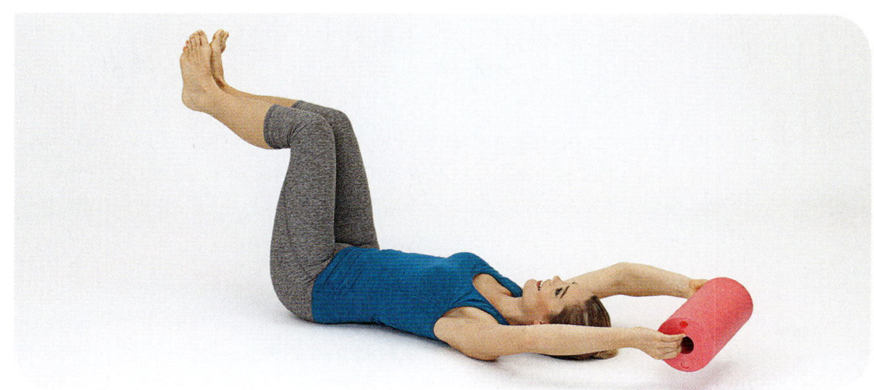

» Bringen Sie die Muskeln Ihres Körpers in eine Grundspannung, dann können Sie die Bewegung kontrollieren.

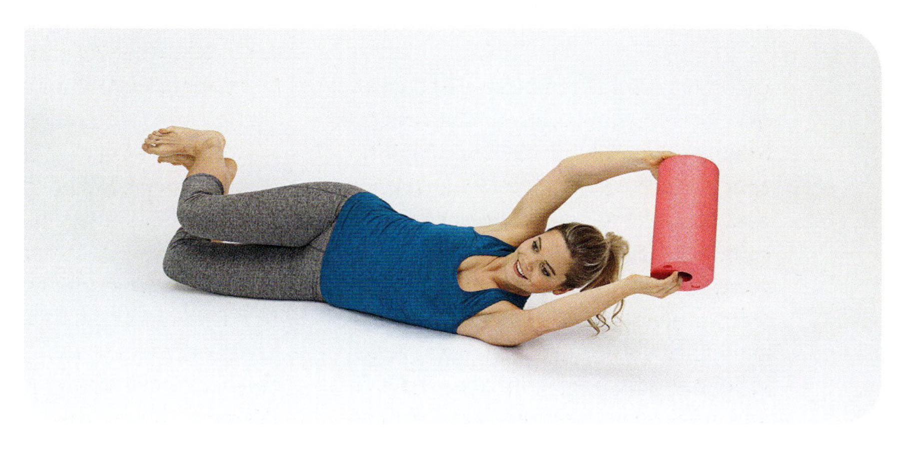

» Drehen Sie wie in Zeitlupe, machen Sie keine ruckartigen und unkontrollierten Bewegungen.

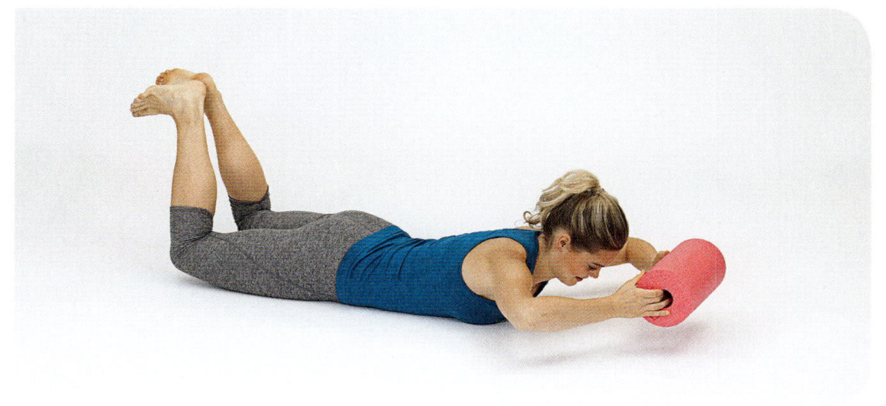

Drehend stabilisieren – Variante

» Bei dieser Übung haben Sie zwar freie Hände, aber die Beine sind durch das Halten der Rolle etwas in ihrer Bewegungsfreiheit begrenzt. Machen Sie das Beste daraus und drehen Sie kontrolliert.

Ausgangsposition: Starten Sie in Rückenlage. Nun halten Sie die Rolle zwischen den Knien oder den Unterschenkeln fest. Die Arme dürfen seitlich Ihren Oberkörper abstützen.

Bewegung: Das Ziel ist es wiederum, dass Sie sich von der Rückenlage auf den Bauch drehen. Dieses Mal allerdings, ohne dabei die Knie, Unterschenkel, Füße oder die Rolle mit dem Boden in Kontakt zu bringen. Auch sollten Sie die Drehbewegung des Oberkörpers und des Beckens unbedingt während der gesamten Bewegung kontrollieren und steuern können. Machen Sie keine schnellen oder gar ruckartigen Drehbewegungen. Auch hier gilt: Den Oberkörper einfach auf die andere Seite fallen zu lassen ist wieder keine Option und bei dieser Übung nicht erlaubt. Sie sollen die Drehung langsam (fast im Zeitlupentempo) durchführen und dabei die Rolle permanent in der Luft halten. Vergessen Sie auch das Luftholen nicht – atmen Sie einfach locker weiter.

Endposition: Das Ende der Bewegung ist mit der Bauchlage erreicht. Halten Sie während der gesamten Drehung die Bauchmuskeln etwas angespannt. In Bauchlage halten Sie die Rolle zwischen Knien oder Unterschenkel fest. Nun drehen Sie wieder in die Ausgangsposition zurück und wiederholen die Drehung – gerne über die andere Seite.

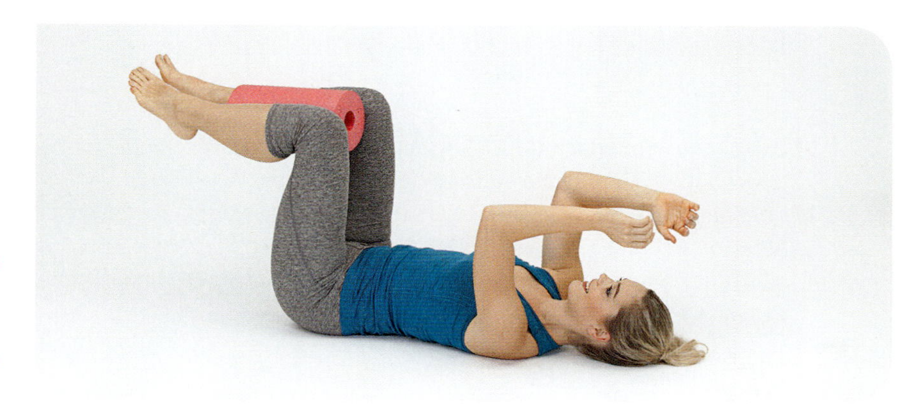

» Bei dieser Übung können Sie den Oberkörper seitlich mit den Armen abstützen.

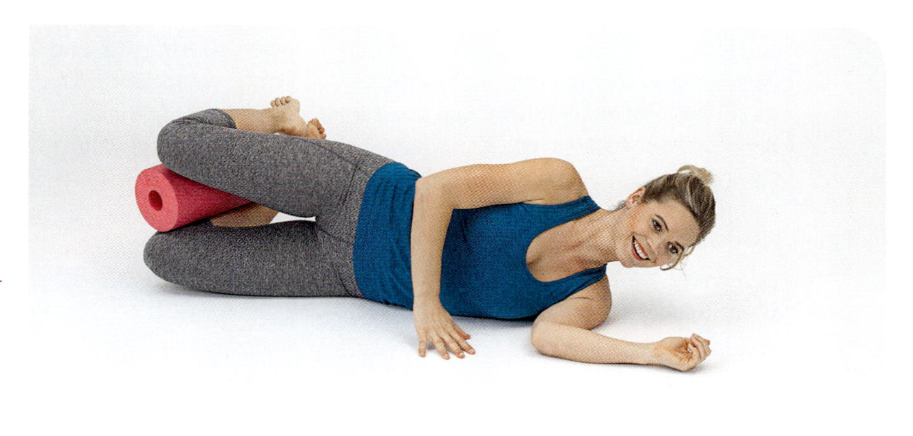

» Den Oberkörper einfach auf die andere Seite zu werfen ist nicht der Gedanke. Drehen Sie langsam und kontrolliert.

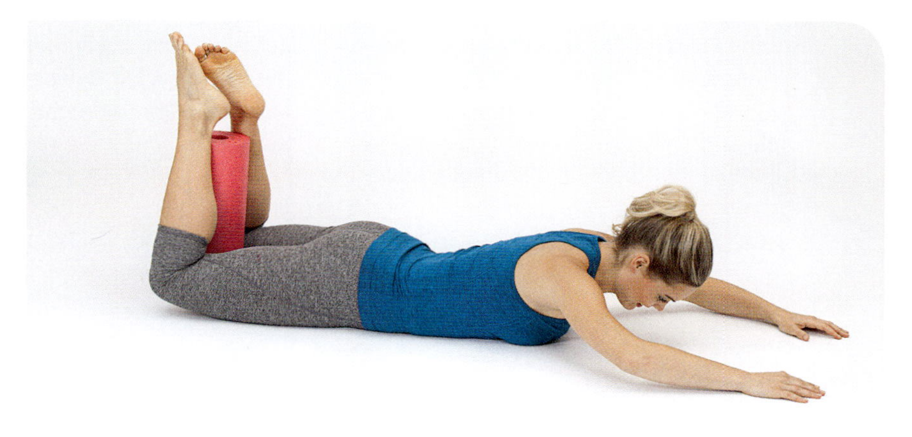

» Halten Sie die Rolle in Bauchlage und während der Bewegung fest zwischen Ihren Beinen.

Nacken entspannen

» Entspannung mit Nachdruck verspricht Ihnen diese Übung für die Nackenmuskeln. Gerade die Muskelpartien unter dem Hinterhaupt (im Übergang zwischen oberer Halswirbelsäule und dem Kopf) zeigen im Alltag oft deutliche Spuren der Überbeanspruchung. Sie zeigen sich häufig als unangenehme oder zum Teil auch schmerzhafte Verspannungen mit Druckempfindlichkeit.

Ausgangsposition: Legen Sie sich bequem auf den Rücken. Dabei können Sie auch Ihre Beine mit einer Decke unterlagern. Die Blackroll platzieren Sie unter Ihrem Kopf, genau unter den allzu arg verspannten Muskeln. Die Arme können Sie auf dem Boden, der Matte oder auch auf Ihrem Oberkörper entspannt ablegen.

Bewegung: Nun drehen Sie den Kopf sehr langsam nach rechts und links. Dabei bearbeiten Sie vor allem die faszialen Strukturen der Halswirbelsäule und rollen Sie quer zu Ihrem Faserverlauf aus. Führen Sie die Bewegung zuerst nur auf eine Seite durch (15-mal nach rechts) und stoppen Sie immer in der Mitte. Dann führen Sie dieselbe Bewegung auch auf die andere Seite hin aus. Vermeiden Sie es, dabei den Kopf von ganz links nach ganz rechts durchzubewegen. Sie erreichen eine bessere und angenehmere Wirkung, wenn Sie die Übung einzeln in jeder Richtung durchführen. Wenn Sie diese Übung gewohnt sind, können Sie durchaus mit etwas mehr Druck ausrollen. Dazu drücken Sie Ihren Nacken einfach während des Rollouts fester nach unten in die Rolle.

Endposition: Das Ende der Bewegung und die Spannung bestimmen die Beweglichkeit der Halswirbelsäule in die Drehung. Arbeiten Sie nicht mit maximaler Kraft oder mit Schwung in eine Drehung hinein. Die Bewegung sollte angenehm fließend sein und nicht gehalten werden.

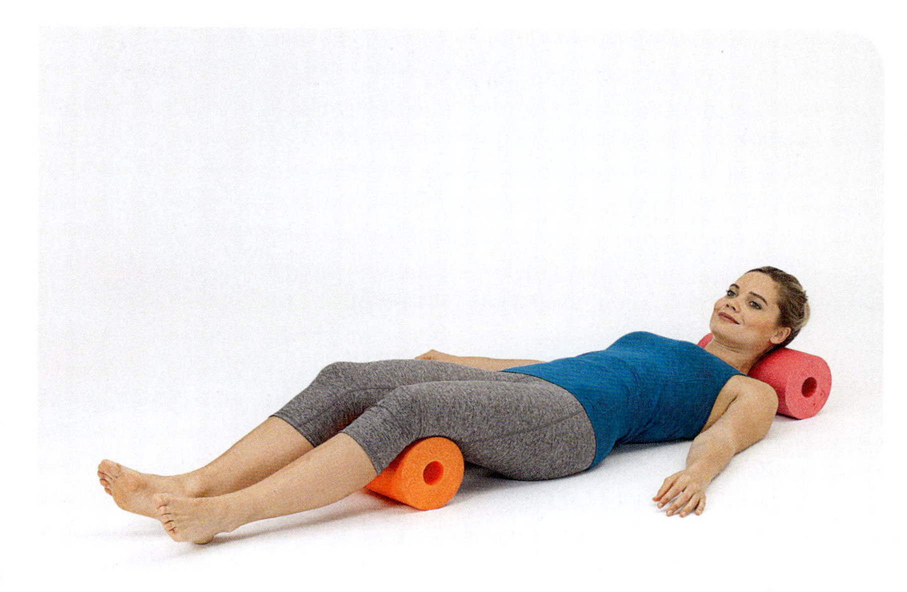

» Drehen Sie den Kopf immer nur zu einer Seite und dann zurück zur Mitte. Drehen Sie nicht von rechts nach links durch.

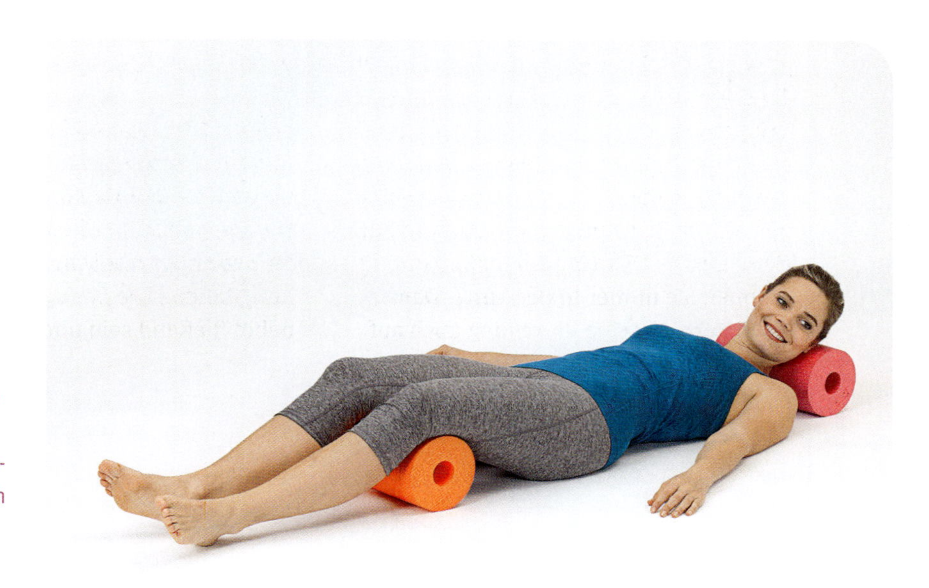

» Möchten Sie die Übung intensivieren, geben Sie einfach und vorsichtig etwas mehr Druck auf die Rolle.

Fachliteratur

Bartrow K: **Untersuchen und Befunden in der Physiotherapie.** Springer: Heidelberg; 2012

van den Berg, F: **Angewandte Physiologie Band 1.** 3. Aufl. Thieme: Stuttgart; 2011

Butler DS: **Mobilisation des Nervensystems.** Springer: Heidelberg; 1998

Deemter F: **Rückentraining.** Thieme: Stuttgart; 2012

Diemer F, Sutor V: **Praxis der medizinischen Trainingstherapie Band 1.** Thieme: Stuttgart; 2007

Ehrhardt D: **Praxishandbuch funktionelles Training.** Thieme: Stuttgart; 2012

Jones LH: **Strain-Couterstrain.** Urban & Fischer: München; 2001

Kapandji IA: **Funktionelle Anatomie der Gelenke.** Einbändige Sonderausgabe. 3. Aufl. Hippokrates: Stuttgart; 2001

Klein P, Sommerfeld P: **Bio- mechanikder menschlichen Gelenke/Biomechanik der Wirbelsäule.** Urban & Fischer: München; 2004

Laube, W: **Sensomotorisches System.** Thieme: Stuttgart; 2009

Paoletti S: **Faszien.** Urban & Fischer: München; 2001

Shacklock M: **Angewandte Neurodynamik.** Urban & Fischer: München; 2008

Strunk A: **Fasziale Osteopathie.** Haug: Stuttgart; 2013

Ergänzende Literatur

Bartrow K: **Übeltäter Kiefergelenk.** TRIAS: Stuttgart; 2012

Bartrow K: **Schwachstelle Rücken.** TRIAS: Stuttgart; 2014

Langendoen J: **Das Taping-Selbsthilfe-Buch.** TRIAS: Stuttgart; 2011

Langendoen J: **Taping im Sport.** TRIAS: Stuttgart; 2014

Liebe Leserin, lieber Leser,

hat Ihnen dieses Buch weitergeholfen? Für Anregungen, Kritik, aber auch für Lob sind wir offen. So können wir in Zukunft noch besser auf Ihre Wünsche eingehen. Schreiben Sie uns, denn Ihre Meinung zählt!

Ihr TRIAS Verlag

E-Mail-Leserservice
kundenservice@trias-verlag.de

Lektorat TRIAS Verlag
Postfach 30 05 04
70445 Stuttgart
Fax: 0711 8931-748

Stichwortverzeichnis

Bibliografische Information der Deutschen Nationalbibliothek
Die Deutsche Nationalbibliothek verzeichnet diese Publikation in der Deutschen Nationalbibliografie; detaillierte bibliografische Daten sind im Internet über http://dnb.d-nb.de abrufbar.

Programmplanung: Simone Claß
Redaktion: Sabine Josten, Bochum
Bildredaktion: Nadja Giesbrecht

Umschlaggestaltung und Layout:
CYCLUS Visuelle Kommunikation, Stuttgart

Bildnachweis:
Umschlagfoto und Fotos im Innenteil:
Holger Münch, Stuttgart
Zeichnungen: Ingrid Schobel, Hannover;
S. 16: Susanne Tischewski, Marburg

1. Auflage 2016

Printed in Germany

Satz und Repro: Fotosatz Buck, Kumhausen
Gesetzt in Adobe InDesign CS6
Druck: AZ Druck und Datentechnik GmbH, Kempten

Gedruckt auf chlorfrei gebleichtem Papier

ISBN 978-3-432-10024-1

Auch erhältlich als E-Book:
eISBN (PDF) 978-3-432-10023-4
eISBN (ePub) 978-3-432-10022-7

1 2 3 4 5 6

Wichtiger Hinweis: Wie jede Wissenschaft ist die Medizin ständigen Entwicklungen unterworfen. Forschung und klinische Erfahrung erweitern unsere Erkenntnisse. Ganz besonders gilt das für die Behandlung und die medikamentöse Therapie. Bei allen in diesem Werk erwähnten Dosierungen oder Applikationen, bei Rezepten und Übungsanleitungen, bei Empfehlungen und Tipps dürfen Sie darauf vertrauen: Autoren, Herausgeber und Verlag haben große Sorgfalt darauf verwandt, dass diese Angaben dem Wissensstand bei Fertigstellung des Werkes entsprechen. Rezepte werden gekocht und ausprobiert. Übungen und Übungsreihen haben sich in der Praxis erfolgreich bewährt.

Eine Garantie kann jedoch nicht übernommen werden. Eine Haftung des Autors, des Verlags oder seiner Beauftragten für Personen-, Sach- oder Vermögensschäden ist ausgeschlossen.

Geschützte Warennamen (Warenzeichen®) werden nicht besonders kenntlich gemacht. Aus dem Fehlen eines solchen Hinweises kann also nicht geschlossen werden, dass es sich um einen freien Warennamen handelt.

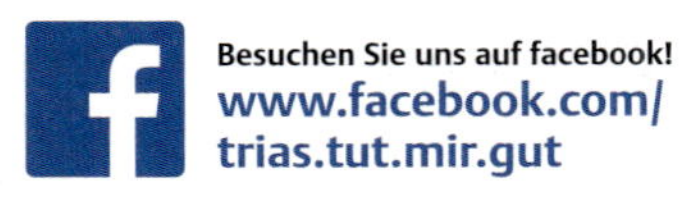

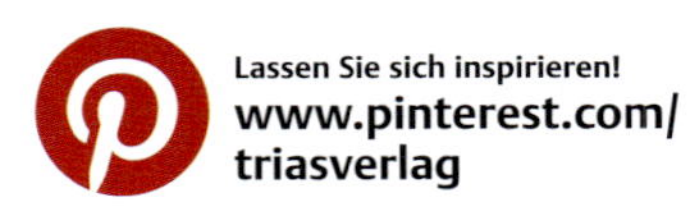

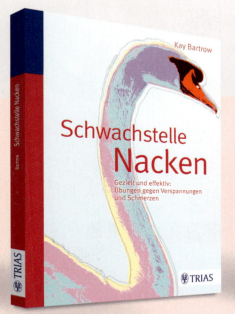

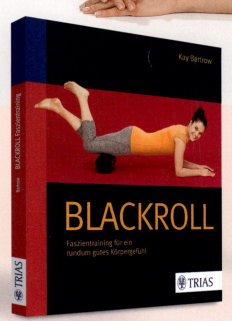

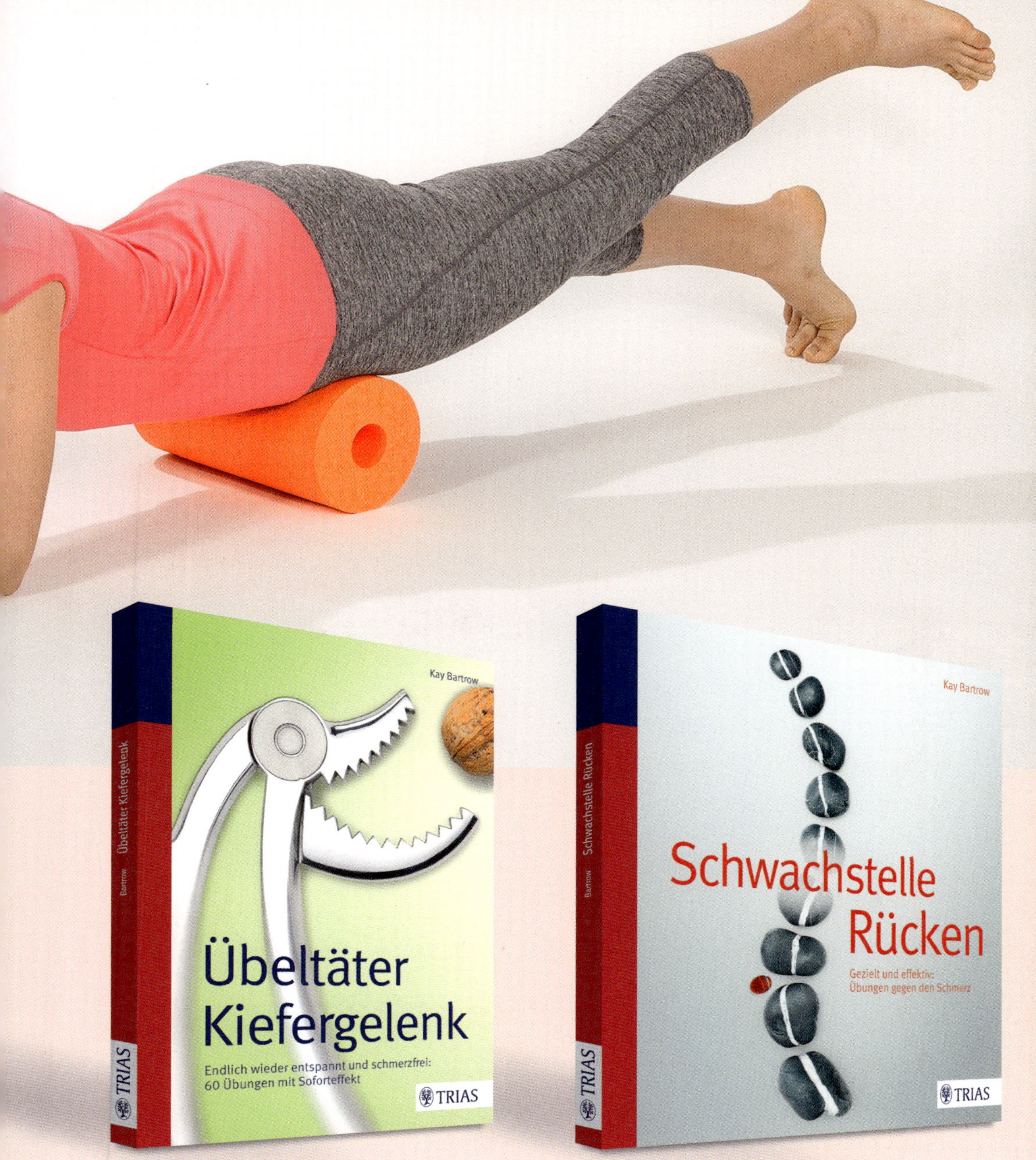
Kay Bartrow
Übeltäter Kiefergelenk
Endlich wieder entspannt und schmerzfrei: 60 Übungen mit Soforteffekt
TRIAS
Kay Bartrow
Schwachstelle Rücken
Gezielt und effektiv: Übungen gegen den Schmerz
TRIAS

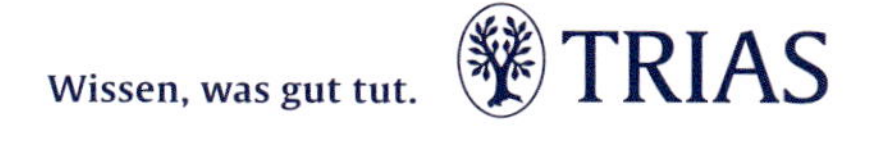
Wissen, was gut tut.
TRIAS

Übungs-DVD

Gesamtdauer: 55:27

Warm-up – das Startprogramm

Hüpfer (01:02)

Auf und nieder (01:26)

8er-Touren (01:14)

Die Diagonale (01:16)

Programm für Einsteiger

Rollout Lendenwirbelsäule (01:05)

Rollout Brustwirbelsäule (01:13)

Rollout Gesäß (01:30)

Rollout Lendenwirbelsäule beugen (01:24)

Rollout obere Rückenfaszie (00:54)

Rollout seitliche Faszienkette (01:37)

Ileosakralgelenk mobilisieren (01:21)

Rücken quer ausrollen (01:20)

Training bei leichten Beschwerden

Füße aktivieren (01:00)

Rollout Gesäß (01:18)

Rollout Lende und Becken (01:14)

Rollout obere Rückenfaszie (01:40)

Hüfte und Wirbel mobilisieren (02:09)

Balance trainieren (02:00)

Körpermitte stabilisieren (01:39)

Sanft schwingen und stabilisieren (01:28)

Training für die Prävention

Unteren Rücken mobilisieren (01:45)

Katapulteffekt verbessern (01:40)

Drehfähigkeit verbessern (02:03)

Streckmuskeln aktivieren, Faszien dehnen (01:26)

Oberschenkel ausrollen (01:14)

Elastizität steigern (01:15)

Bauchmuskeln trainieren (01:40)

Laterallinie fördern (01:27)

Trainieren gegen Nackenschmerzen

Seitlichen Nacken ausrollen (01:07)

Wirbelgelenke mobilisieren (00:54)

Rückseitigen Nacken ausrollen (01:06)

Kopfgelenke stabilisieren (01:15)

Nacken massieren (00:57)

Cool down: Rücken verwöhnen

Cat stretch – Katzendehnung (01:36)

Lange Rückenfaszie mobilisieren (01:39)

Oberkörper entspannen (01:06)

Faszien aufladen (01:20)

Vordere und hintere Faszienkette fordern (00:56)

Drehend stabilisieren (01:13)

Drehend stabilisieren – Variante (01:01)

Nacken entspannen (00:57)